당신의 춤 방향을 안내해 줄
지침서

break ambition

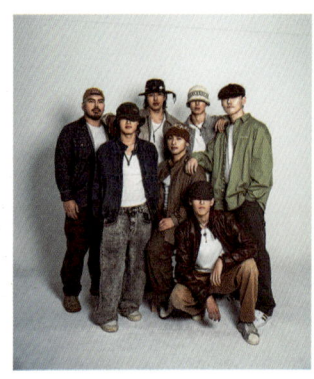

지은이

팀 브레이크 엠비션
Team break ambition

경력

한국 Red bull bc one 우승
미국 TV 방송 NBC World of dance3 출연
한국 아이돌 Twice Feel special 시안 댄서
일본 Freestyle session 우승
한국 엠넷 Street woman fighter2 출연
한국 엠넷 아시아 뮤직 어워드 (MAMA) BTS 제이홉 파트 연출
프랑스 Trophy master 우승
덴마크 Floor wars 우승
일본 Red bull bc one 심사
삼성 갤럭시 S24 Ultra CM
중국 Fullclip 우승
한국 아이돌 Treasure MV 출연
호주 Destructive steps 우승
일본 Red bull bc one world final 진출
한국 아이돌 Twice 롯데 면세 LDF CM 시안 댄서
영국 Welsh open bboy championship 우승
롯데 카드 CM Like it 출연
한국 아이돌 BTS Concert wings j-hope 솔로 파트 댄서
대만 City war 우승
한국 Line up guest showcase
일본 Battle of the year world final 준우승

브레이킹 댄스 마스터 북

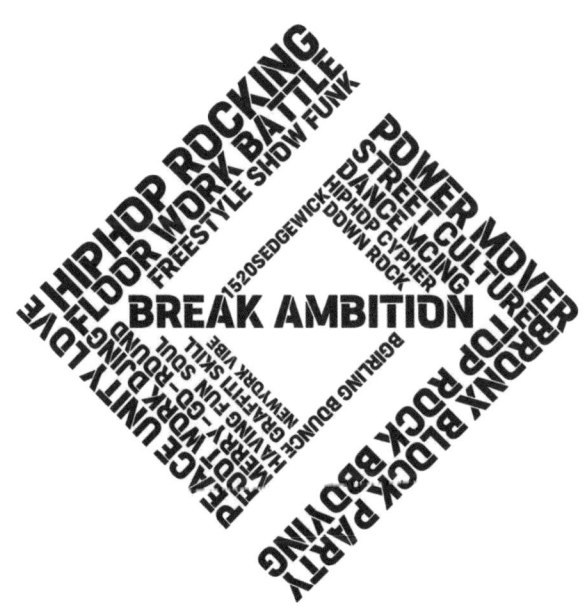

지은이
BREAK AMBITION

움직이기에 앞서

이 책이 누군가에게 하나의 지식이 되기를 바랍니다

작은 변화라도 단 한 걸음 나아간다면, 그 발걸음이 세상을 바꿀 힘이 될 것입니다.

외국의 춤 교육 시스템을 보며 교육의 중요성을 깨달았습니다.
우리나라에도 아이들이 춤을 쉽게 접할 수 있는 시스템이 필요하다고 느꼈습니다.
춤이 누구에게나 더 가까이 다가가고, 두려움 없이 시작할 수 있도록 문턱을 낮추고 싶었습니다.

춤은 사실 누구나 할 수 있는 것입니다.
하지만 시작하려면 부끄러움과 실패에 대한 두려움이 발목을 잡습니다.
그러나 춤은 그 모든 것을 뛰어넘는 자유와 행복을 선사합니다.

처음 이 아이디어를 떠올렸을 때, 이 책이 세상에 나올 줄은 몰랐습니다.
춤을 더욱 전문화하고, 처음 춤을 접하는 아이들이 더 쉽게 다가갈 수 있는 길을 열고 싶었습니다.
우리의 문화와 더 나은 미래를 위해 시작한 이 여정이 결실을 맺어 이렇게 빛을 보게 되어 기쁩니다.

그 여정은 결코 평탄하지 않았습니다.
매일 책에 몰두하며 잠도, 일정도, 돈도, 심지어 먹는 것조차 포기했습니다.
동료들과 연습실에서 보내는 하루하루는 고통과 열정으로 가득했지만,
그 시간은 동시에 소중한 추억이 되었습니다.
가장 어려웠던 것은 기존의 틀을 깨고 새로운 교육 체계를 정립하며,
이를 모두가 이해할 수 있는 형태로 만들어내는 일이었습니다.
하지만 동료들과 함께했기에 그 모든 것이 가능했습니다.

같이 노력하는 시간은 추억으로 남고, 그 추억은 미래를 더욱 아름답게 만들어줍니다.
우리가 어떤 결말을 맞이할지는 알 수 없지만,
지금 이 순간, 우리는 함께 청춘을 빛내고 있습니다.

차례

LEVEL 51.... 9
LEVEL 52.... 15
LEVEL 53.... 23
LEVEL 54.... 33
LEVEL 55.... 41

LEVEL 56.... 51
LEVEL 57.... 61
LEVEL 58.... 69
LEVEL 59.... 77
LEVEL 60.... 85

LEVEL 61.... 93
LEVEL 62.... 103
LEVEL 63.... 113
LEVEL 64.... 123
LEVEL 65.... 131

차례

LEVEL 66.... *141*

LEVEL 67.... *151*

LEVEL 68....*159*

LEVEL 69....*167*

LEVEL 70....*175*

LEVEL 71.... *187*

LEVEL 72.... *197*

LEVEL 73....*207*

LEVEL 74....*215*

LEVEL 75....*223*

LEVEL 76... *233*

LEVEL 77.... *243*

LEVEL 78.... *251*

LEVEL 79....*259*

LEVEL 80....*269*

L
E
V
E
L

51

제가 처음 나갔던 배틀은 지금도 잊을 수 없는 소중한 순간이에요.
춤에 대해 아무것도 몰랐고, 춤을 시작한 지 얼마 되지 않았던 때였지만
연습실에서 이루어진 그 배틀이 저에게 새로운 꿈을 심어줬어요.
"배틀을 잘하고 싶다. 우승하고 싶다."라는 목표를
처음으로 갖게 해준 계기였죠. 만약 그때 두려움 때문에 도전을 포기했다면
지금의 결과도, 지금의 저도 없었을 거예요.
그 순간이 있었기에 지금의 제가 있는 것 같아요.
여러분도 배틀이든 어떤 도전이든 두려워하지 말고 용기를 내 보세요.
작은 변화가 모여 큰 성장을 만들어냅니다. 항상 응원할게요!

-COMET-

360 Jump indian step

삼백육십 점프 인디언 스텝

*QR코드를 스캔하시면 동영상이 재생됩니다

고급 1/5

뒤를 완전히 보고 점프하는 게 포인트!

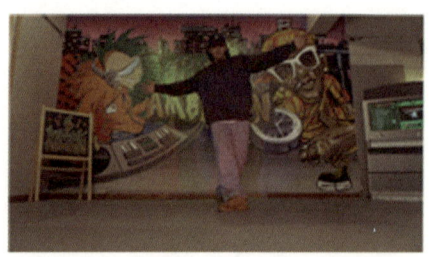
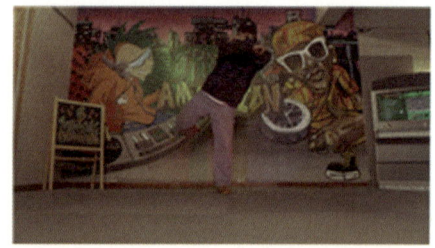

1. 오른발을 왼발 앞으로 내려놓으며 양팔을 타원형으로 어깨 높이까지 펼쳐준다. 이때 상체는 오른쪽 45도 기울이며 중심을 이동한다.

2. 양팔을 가슴으로 모아주며 오른다리를 접어준다. 이때 상체는 왼쪽으로 45도 기울이며 중심을 이동한다.

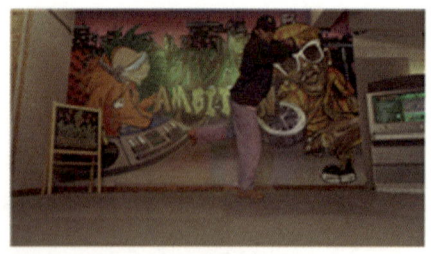
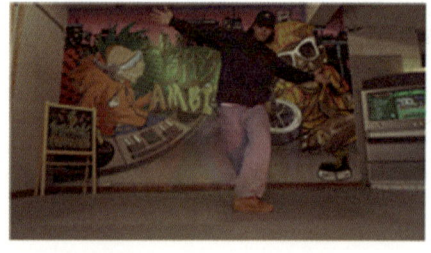

3. 왼 다리로 바닥을 밀어 점프하며 몸을 오른쪽으로 180도 돌려준다. 이때 공중에서 다리를 교차시켜 오른발을 왼쪽으로 내려놓고 왼 다리를 접어주며 인디언 스텝 준비를 한다.

4. 상체를 정면으로 향하게 하고 왼발을 오른발 앞에 내려 양팔을 타원형으로 어깨 높이까지 펼쳐준다. 이때 몸은 왼쪽으로 45도 기울이며 중심을 이동한다.

Baby to chair freeze

베이비 투 체어 프리즈

*QR코드를 스캔하시면 동영상이 재생됩니다

고급 2/5

의자처럼 앉을 수 있게 확실하게 프리즈를 잡아봐!

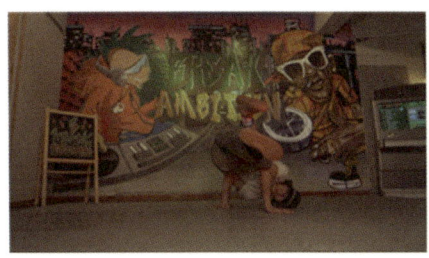

1. 베이비 건 프리즈를 잡아준다. 이 때 오른 다리를 왼 다리 뒤쪽으로 펼쳐주고 오른 다리가 왼 무릎 뒤로 교차하게 한다.

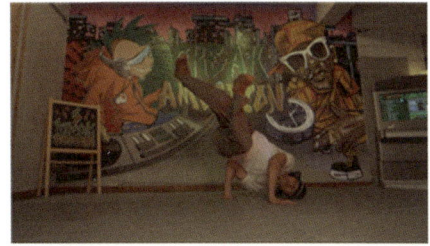

2. 오른팔에 올려놨던 왼 다리와 함께 두발을 뒤쪽으로 올려준다. 이때 오른 다리를 접어주며 왼발을 오른 무릎 위에 올려준다.

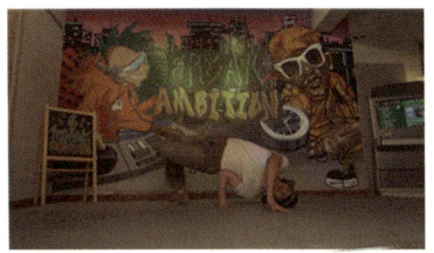

3. 몸을 펼쳐주며 오른발을 몸의 뒤쪽에 내려놓는다. 이때 오른 무릎 위에 있는 왼발은 유지한다.

Soft forward

소프트 포워드　　　　　　　　　　　　　*QR코드를 스캔하시면 동영상이 재생됩니다

고급 3/5

빗자루를 떠올리면서 움직여보자!

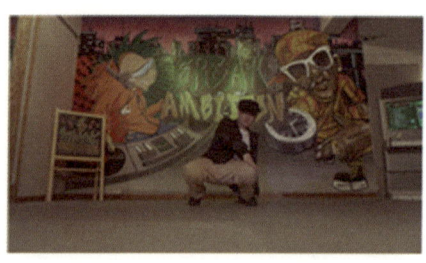

1. 풋워크 앞 자세 W 모양을 만든다. 이때 왼손을 땅에 짚고 오른손은 왼 무릎 위에 올린다.

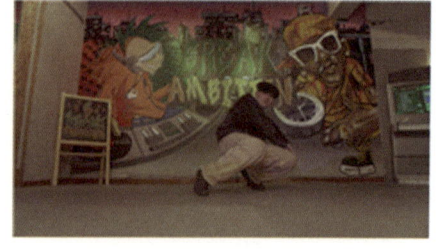

2. 오른 다리를 왼쪽으로 미끄러지듯 틀어주며 앞으로 나온다.

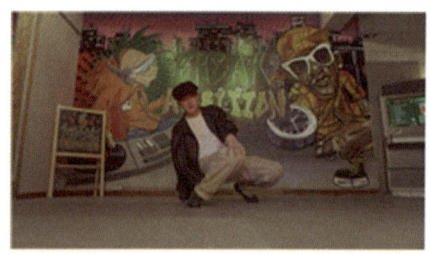

3. 오른손을 짚으며 왼손을 오른 무릎에 올려준다.

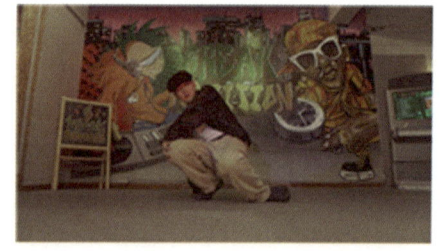

4. 왼 다리를 오른쪽으로 미끄러지듯 틀면서 앞으로 나온다.

Windmill to back spin

윈드밀 투 백 스핀

*QR코드를 스캔하시면 동영상이 재생됩니다

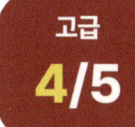

백 스핀에 스피드를 내려면 서서히 다리를 모아주는 게 꿀팁!

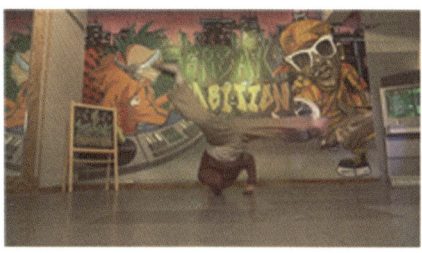

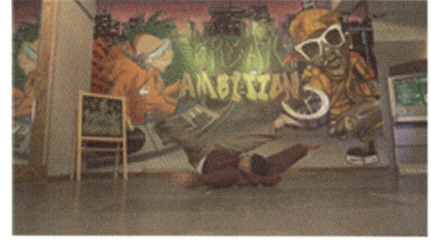

1. 윈드밀을 한다. 이때 원심력을 강하게 만들어준다.

2. 등으로 바닥을 돌며 양손과 다리를 펼쳐 원심을 만든다.

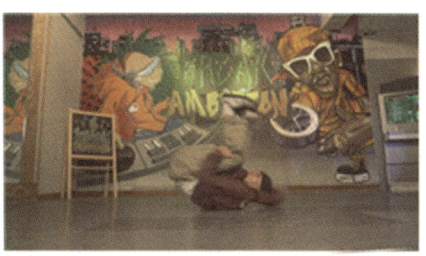

3. 손과 다리를 한 번에 모아 강한 원심력으로 백스핀을 돈다.

Windmill to munchmill

윈드밀 투 먼치밀

*QR코드를 스캔하시면 동영상이 재생됩니다

고급 5/5

먼치밀 할 때 공이 되었다고 생각해 보자!

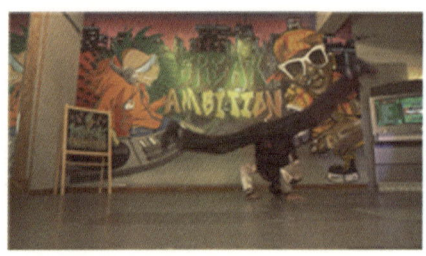

1. 윈드밀을 한다. 이때 원심력을 강하게 만들어준다.

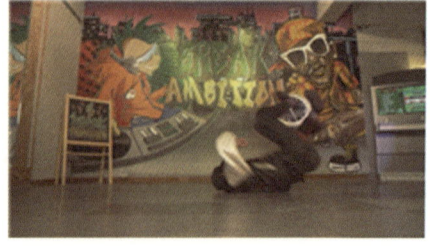

2. 등이 바닥을 향했을 때 한번에 다리를 교차한다.

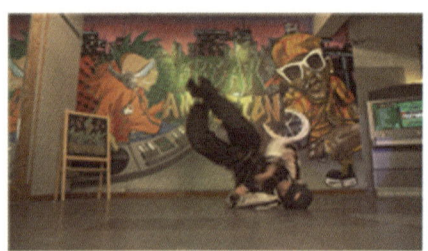

3. 양손을 모아 먼치밀을 한다. 이때 다리가 풀리지 않도록 주의한다.

L
E
V
E
L

52

제가 브레이킹으로 춤 공연을 해서
소모식으로 돈을 버는 행위를 좋아하진 않는 거 같아요.
그래서 지금도 웬만한 춤 수익은 교육으로 충당하고 있어요.
하지만 브레이크엠비션을 하면서부터는
소모식 상업 공연이 아닌,
정성이 담긴 공연을 몇 년 사이 여러 번 하게 되면서
요즘 공연의 즐거움을 많이 느끼고 있어요.

-BEAST-

Back spin to munchmill

백 스핀 투 먼치밀

*QR코드를 스캔하시면 동영상이 재생됩니다

고급 1/5

백스핀에서 몸을 틀어 프리즈를 잡아봐!

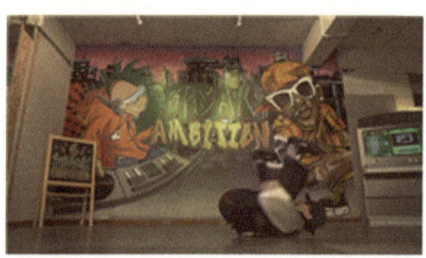

1. 백 스핀을 돌아준다. 이때 원심력을 강하게 만들어준다.

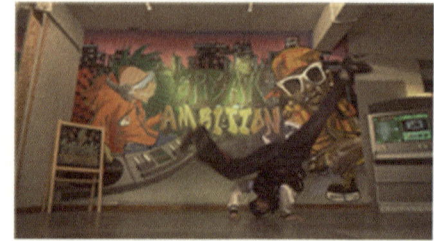

2. 다리를 하늘로 튕기며 프리즈를 잡아준다. 이때 양다리를 펼쳐준다.

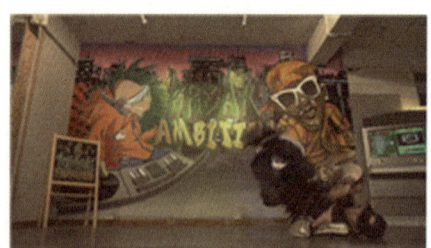

3. 바로 다리를 교차하고 양손을 모아 먼치밀을 한다. 이때 다리가 풀리지 않게 한다.

Cross knee up step

크로스 니 업 스텝   *QR코드를 스캔하시면 동영상이 재생됩니다

고급 2/5

치어리딩 하는 걸 본 적이 있어?

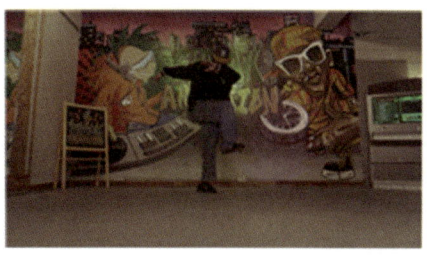

1. 오른 다리를 오른쪽 대각선 방향으로 90도 들고 접어 올리며 왼 다리를 오른쪽 대각선 뒤로 이동시킨다. 이때 상체를 오른쪽으로 틀어준다.

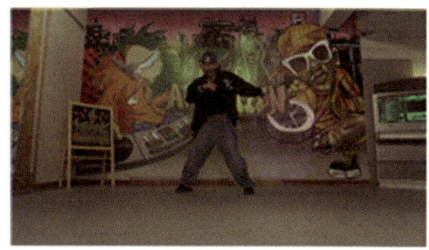

2. 오른 다리를 오른쪽 어깨너비만큼 벌려 내려놓고 왼발도 수직으로 펼쳐 내려놓는다. 이때 두 발을 같은 선상에 맞춰주며 상체 방향을 유지시킨다.

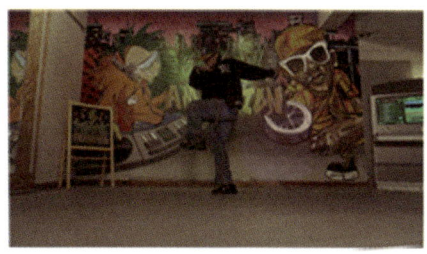

3. 왼 다리를 왼쪽 대각선 방향으로 90도 들고 오른 다리를 왼쪽 대각선 뒤로 같이 이동시킨다. 이때 상체를 왼쪽으로 틀어준다.

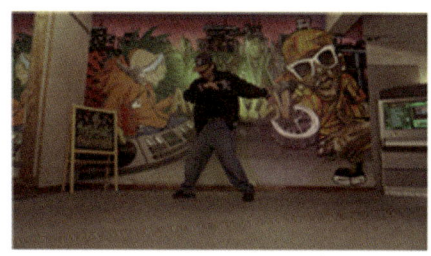

4. 왼 다리를 왼쪽 어깨너비만큼 벌리면서 오른 다리도 내려놓는다. 이때 두 발을 같은 선상에 맞춰주며 상체 방향을 유지시킨다.

Head to pilot freeze

헤드 투 파일럿 프리즈

*QR코드를 스캔하시면 동영상이 재생됩니다

고급 3/5

머리를 살짝 들면서 파일럿 프리즈를 잡는 게 포인트!

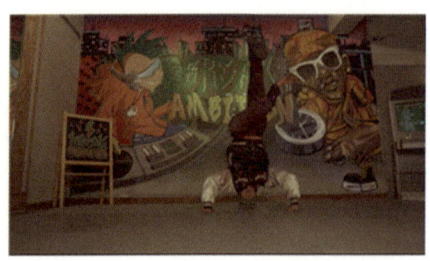

1. 헤드 프리즈를 잡아준다. 이때 오른 다리를 하늘로 펼쳐주고 왼 다리를 접어 왼발을 오른 다리 무릎에 올려준다.

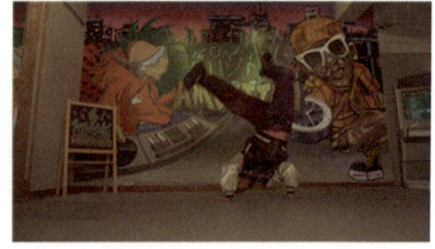

2. 몸의 중심을 오른팔로 이동시키며 머리를 왼쪽으로 이동한다. 이때 왼다리를 몸의 왼쪽 방향으로 펼쳐주며 오른다리를 접어준다.

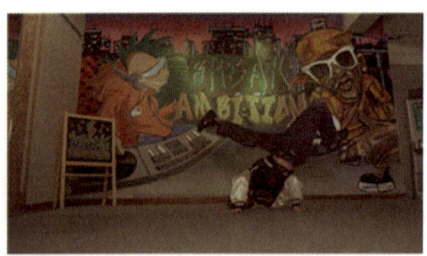

3. 오른손으로 몸의 중심을 이동시켜 나이키 파일럿 프리즈를 만들어 준다.

Thread backward

쓰레드 백워드   *QR코드를 스캔하시면 동영상이 재생됩니다

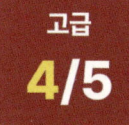

다리로 손을 걸고 가져오는 게 중요해!

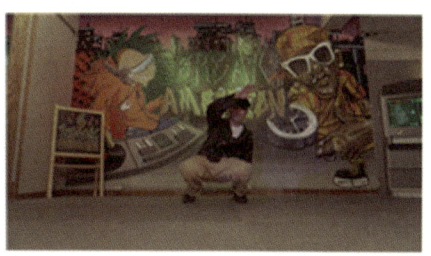

1. 기본 W 자세에서 왼손을 바닥에 짚어준다.

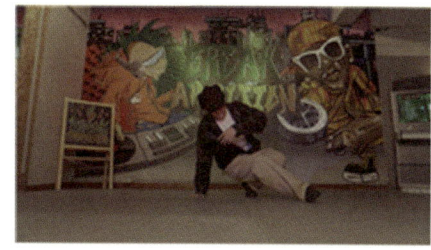

2. 오른 다리로 왼 다리를 감아준다. 이때 손은 오른손이 바닥을 짚고 왼손은 뗀다.

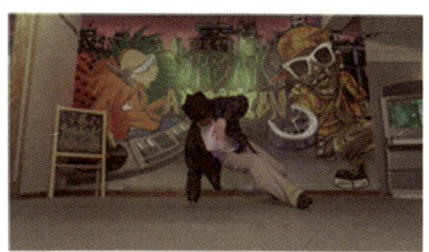

3. 오른 다리는 그대로 둔 채로 왼 다리만 뒤로 약간 이동시켜 다리를 벌린다.

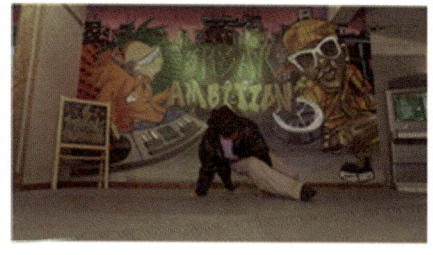

4. 왼손으로 다리 사이 중앙땅을 짚는다.

Thread backward

쓰레드 백워드

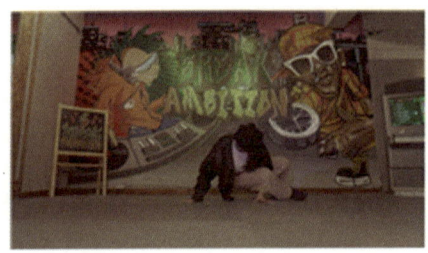 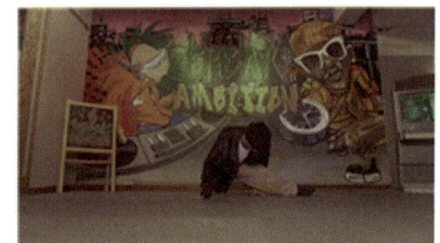

5. 왼손에 오른 무릎이 걸리도록 오른 발을 뒤로 이동시킨다.

6. 왼 다리를 다시 뒤로 이동시켜 다리를 벌려준다. 5번과 6번을 한 번 더 반복한다.

Windmill to halo

윈드밀 투 헤일로우

*QR코드를 스캔하시면 동영상이 재생됩니다

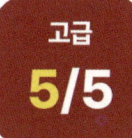

윈드밀에서 프리즈 할 때 머리를 끌면서 해야 부드럽게 할 수 있어!

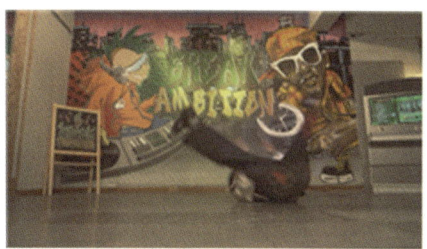

1. 윈드밀을 한다. 다음 단계에서 프리즈를 잡을 수 있도록 원심력을 너무 강하게 만들지 않는다.

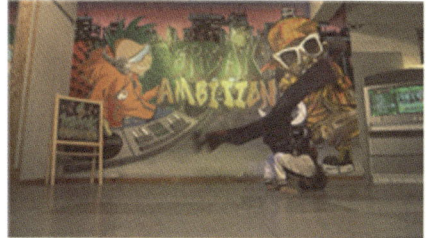

2. 프리즈를 잡아주며 양 다리를 벌린다. 이때 오른팔은 배 앞쪽에 위치한다.

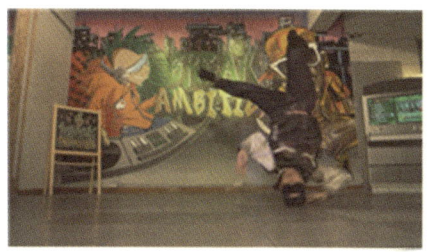

3. 원심력 방향으로 머리를 끌어주고 양다리를 하늘로 올려준 뒤, 오른손으로 바닥을 밀어 헤일로우를 한다.

LEVEL

53

> 다양한 나라를 다니며 춤을 통해 많은 경험을 쌓았어요.
> 처음에는 초청을 받아야만 갈 수 있다고 생각했는데,
> 그렇게 먼 나라에 간다는 것 자체가 무섭고 낯설었죠.
> 특히 일본에서의 경험이 제게는 큰 전환점이 되었어요.
> 당시 제 춤에 대한 자존감이 없을 때였는데,
> 유튜브에서 보던 비보이들과 직접 춤을 추며
> 제가 춤추는 모습을 좋게 봐주고 응원해주는 걸 느꼈어요.
> 그 순간, 다시 춤에 대한 열정이 불타올랐고,
> 이 경험이 지금의 스타일을 형성하는 데 큰 원동력이 되었어요.
> 처음엔 두려웠지만, 그 과정을 통해 세상을 보는 시야가 넓어졌어요.
> 지금 돌아보면 그 모든 도전이 후회 없이 소중한 경험으로 남아 있어요.
>
> -JERK-

Back around sweep floorwork

백 어라운드 스윕 플로어워크　　　*QR코드를 스캔하시면 동영상이 재생됩니다

고급 1/5　　다리가 상체 쪽에 있을 때 다리를 모으면 백 스핀이 돼!

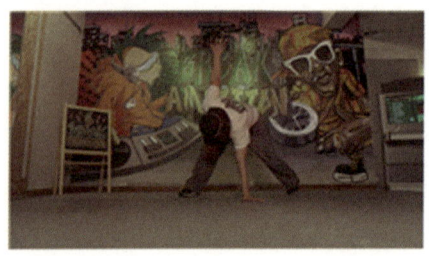

1. 플레어 시작하듯이 두 발을 벌리며 상체를 낮추고 왼손으로 가운데 땅을 짚는다.

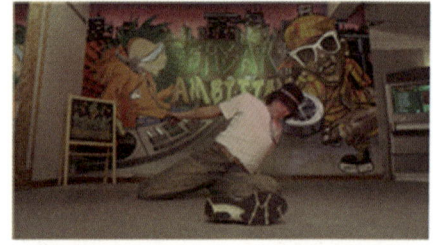

2. 골반은 앞으로 보내며 상체를 왼쪽 대각선 밑으로 내려 왼 다리를 가운데 땅에 대고 가랑이를 찢으며 오른 무릎도 땅에 닿게 한다. 이때 오른손을 뒤로 보낸다.

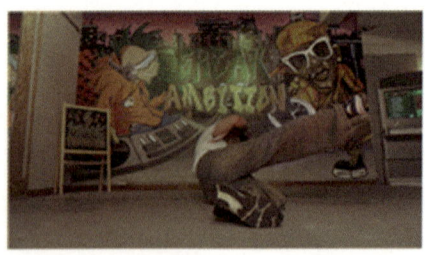

3. 오른 다리를 왼 다리 쪽으로 펼쳐준다. 이때 서서히 눕기 시작한다.

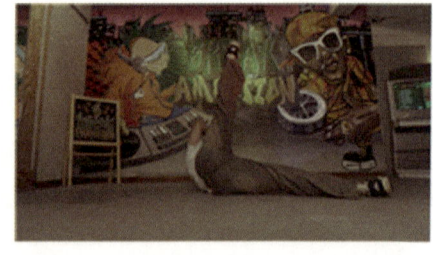

4. 오른 다리를 하늘 방향으로 90도로 이동하고 왼 다리도 왼쪽으로 같이 펼친다. 이때 상체 왼쪽 등을 절반만 닿게 한다.

Back around sweep floorwork

백 어라운드 스윕 플로어워크

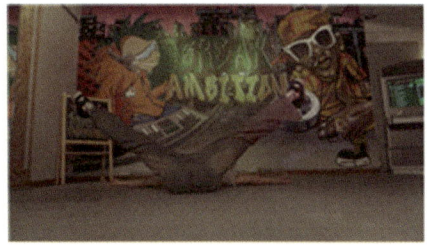

5. 양쪽 다리가 부채꼴 모양이 나오게 다리를 벌리며 골반을 띄워서 다리를 상체 위로 이동한다. 이때 상체 모든 등이 닿게 한다.

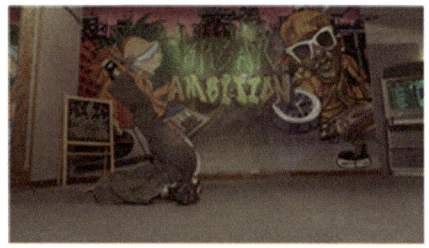

6. 오른 다리를 접으며 왼 다리를 45도 이동한다. 이때 상체는 오른쪽으로 몸을 돌려 오른쪽 옆구리와 오른쪽 팔이 닿게 한다.

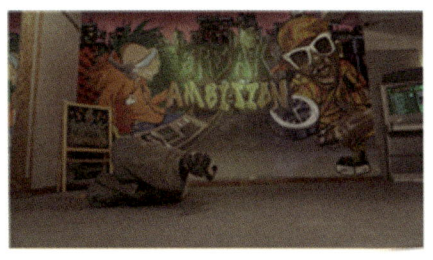

7. 왼 다리를 접으면서 왼무릎 뒤로 오른발을 감싼다.

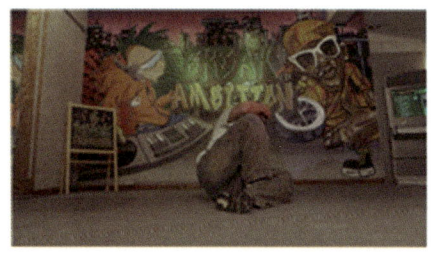

8. 감싸는 반동으로 상체를 일으키며 다리를 감싼 상태 그대로 정면을 보면서 오른 무릎은 왼쪽 대각선을 바라보게 세운다. 이때 상체 중심은 오른쪽 대각선 뒤에 있다.

Back around sweep floorwork

백 어라운드 스윕 플로어워크

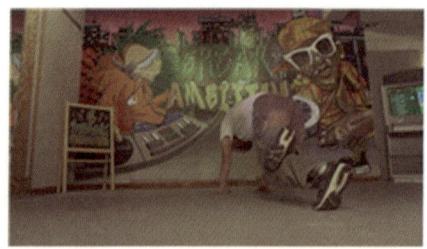 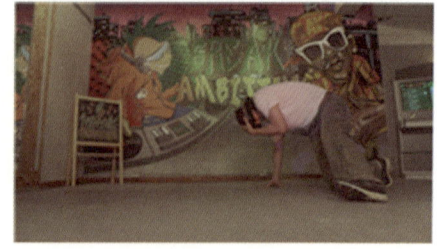

9. 상체 중심을 왼쪽으로 이동하고 왼손을 다리 뒤쪽에 짚는다. 상체를 들어 왼쪽으로 몸을 틀면서 오른손을 왼손이랑 같은 선상에 짚는다. 이때 왼 무릎 뒤에 오른발을 올린다.

10. 몸을 틀어서 정수리가 오른쪽으로 향하게 하고 왼손으로 머리를 잡는다. 이때 오른 다리를 왼쪽 대각선 뒤쪽으로 펼친다.

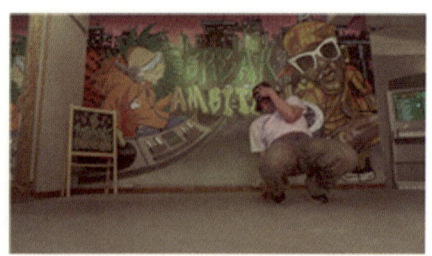

11. 전방으로 오른 다리를 접으면서 식스 스텝 앞 자세를 만든다.

Front twist

프론트 트위스트

*QR코드를 스캔하시면 동영상이 재생됩니다

고급 2/5

풋워크는 각도가 생명! 확실히 접어주자!

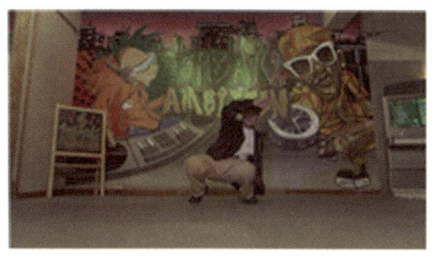

1. 식스 스텝 앞 자세에서 시작한다.

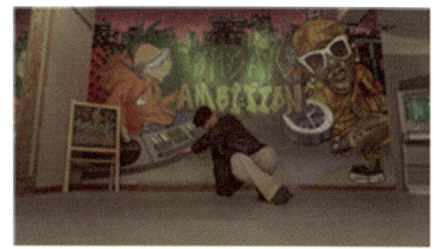

2. 오른손으로 바닥을 짚고 오른 다리를 왼 다리에 감아준다.

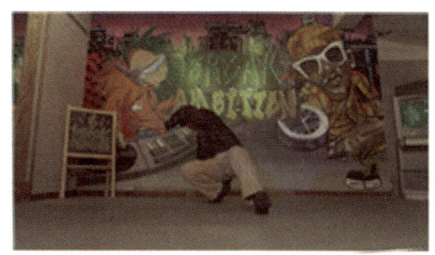

3. 오른 다리를 다시 원위치보다 좀 더 뒤로 이동시키며 오른손을 기존 위치 보다 더 뒤로 짚고 왼 다리는 펴준다.

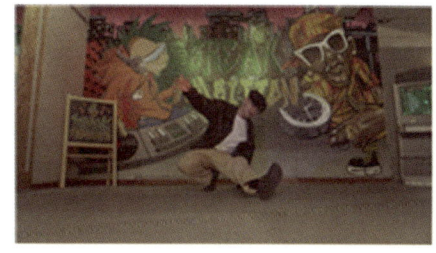

4. 오른손을 땅에서 떼고 왼손을 짚는다.

Front twist

프론트 트위스트

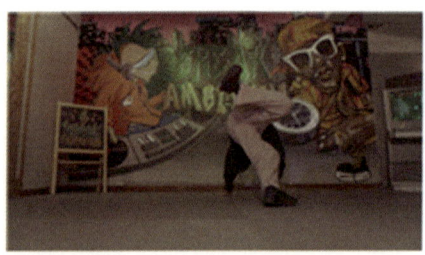

5. 오른손을 왼손과 평행하게 짚으면서 왼발은 땅에 계속 붙이고 오른 다리를 들며 엎드린 자세를 만든다.

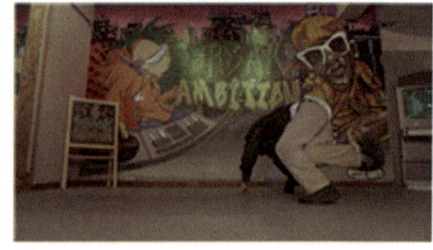

6. 그 상태에서 오른 무릎을 왼 다리 뒤로 붙인다.

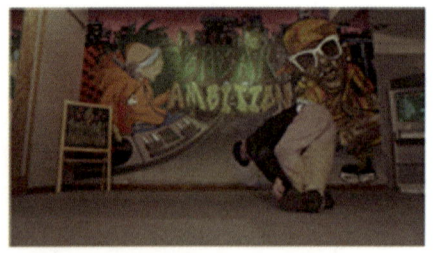

7. 오른발을 펴주며 왼손이 오른발 끝을 터치하며 유지한다.

Halo to munchmill

헤일로우 투 먼치밀

*QR코드를 스캔하시면 동영상이 재생됩니다

고급 3/5

먼치밀 들어갈 때 목을 조심해!

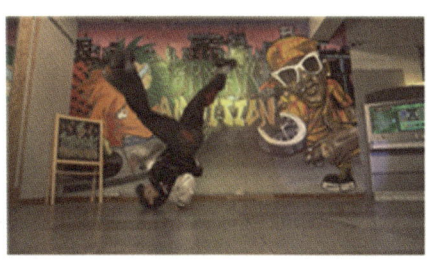

1. 헤일로우를 한다. 이때 원심력을 강하게 만들어준다.

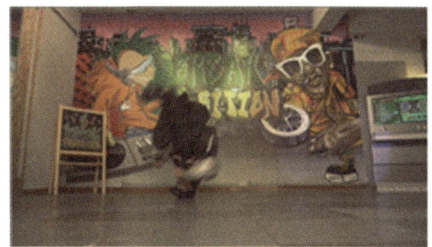

2. 손을 바닥에서 떼었을 때 바로 양 팔을 모은다. 이때 머리에 중심이 잡히게 하고 다리를 교차해 준다.

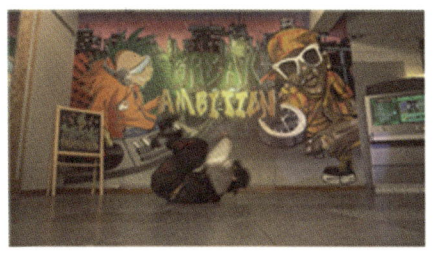

3. 먼치밀을 한다. 이때 양 다리가 풀리지 않도록 하며 상체를 틀어 원심력을 만들어준다.

Munchmill to halo

먼치밀 투 헤일로우

*QR코드를 스캔하시면 동영상이 재생됩니다

고급 4/5

원심력을 살짝 죽이고 헤일로우를 치는 게 꿀팁!

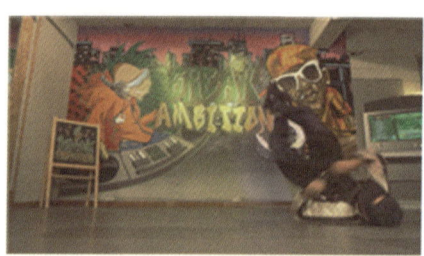

1. 먼치밀을 한다. 이때 마지막 바퀴는 원심력을 조금 줄여준다.

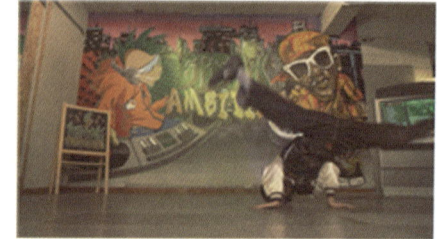

2. 양다리를 하늘로 튕겨서 프리즈를 잡아주고 양다리를 펼쳐준다. 이때 오른팔은 배 앞쪽에 위치한다.

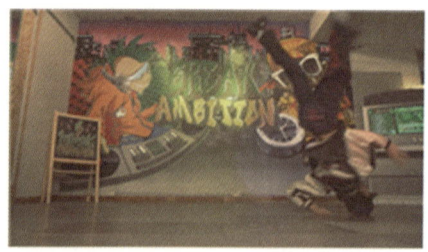

3. 원심력 방향으로 머리를 끌어주고 양다리를 하늘로 올려준 뒤, 오른손으로 바닥을 밀어 헤일로우를 한다.

Pilot to shoulder freeze

파일럿 투 숄더 프리즈   *QR코드를 스캔하시면 동영상이 재생됩니다

고급 5/5

다리를 상체 쪽으로 이동하면서 만드는 게 포인트!

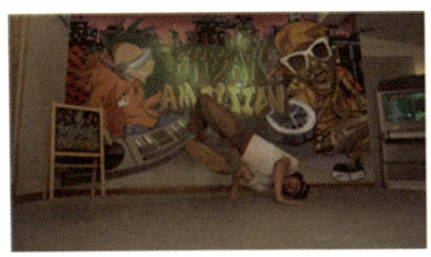

1. 파일럿 프리즈를 잡아준다. 이때, 왼 다리는 앞으로 펼쳐주고 오른 다리는 뒤로 접어준다.

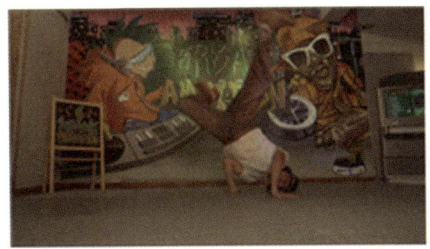

2. 왼 다리를 뒤로 접고 오른 다리를 하늘로 펼쳐준다.

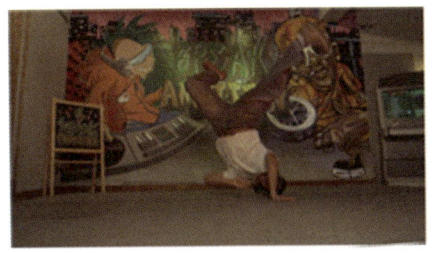

3. 몸의 중심을 머리와 오른손으로 이동시킨다. 이때 오른 다리를 몸의 오른쪽 방향으로 펼쳐주며 몸을 지탱하는 왼팔을 들어 접어준다.

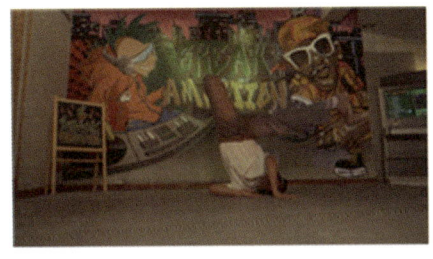

4. 왼쪽 어깨를 바닥에 내려주며 몸의 중심을 왼쪽 어깨로 이동시켜 숄더 나이키 프리즈를 만들어 준다.

LEVEL

54

> 춤을 추며 가장 기뻤던 순간은
> 일본에서 크루 배틀로 첫 우승을 했을 때에요.
> 단순히 우승 자체보다, 그 과정을 함께 준비하며
> 노력했던 시간들이 더욱 의미 있게 다가왔어요.
> 연습이 힘들지 않았고, 아이디어가 끊임없이 떠올랐던 것도
> 너무나 즐거운 경험이었어요. 이러한 노력의 결과가
> 좋은 성과로 이어져 더욱 큰 기쁨을 느낄 수 있었어요.
>
> -TAZAKI-

Bridge chair freeze

브릿지 체어 프리즈

*QR코드를 스캔하시면 동영상이 재생됩니다

고급 1/5

바로 뒤에 내리는 것보다 살짝 받치는 손 쪽으로 내려봐!

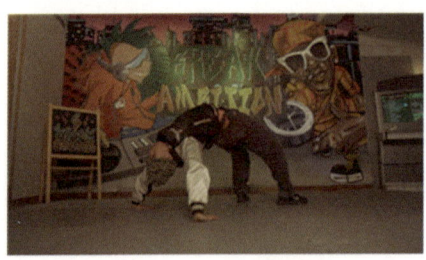

1. 브릿지 프리즈를 만들어 준다.

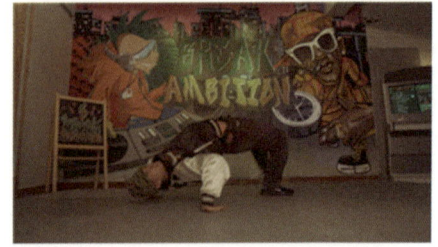

2. 오른발을 한 발자국 뒤로 이동시켜 몸의 중심을 오른손으로 이동시킨다.

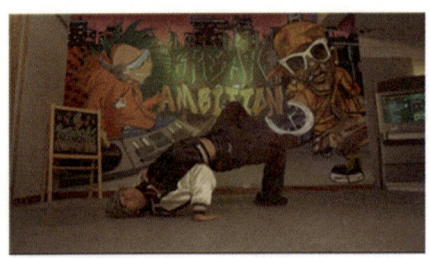

3. 왼발을 오른 다리 무릎에 올려주고 머리를 바닥에 내려주며 오른쪽 옆구리를 오른팔에 올려주어 저공 체어 프리즈를 만들어준다.

Knee CC

니 씨씨

*QR코드를 스캔하시면 동영상이 재생됩니다

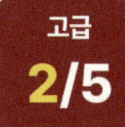

한쪽 무릎만 닿는 게 중요!

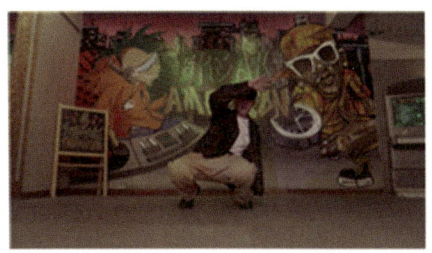

1. 식스 스텝 앞자세를 잡는다.

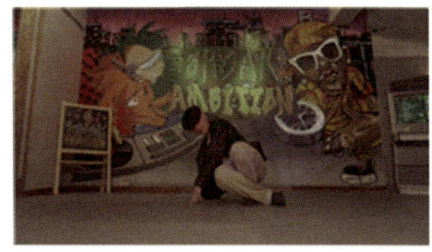

2. 왼 다리 발목에 오른 다리 무릎 뒤쪽을 붙이며 식스 스텝 5번째 자세를 잡는다.

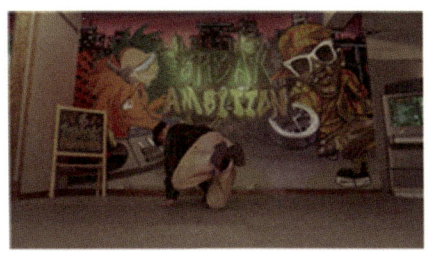

3. 왼손을 오른손과 평행하게 짚으며 다리가 꼬인 상태로 오른 무릎을 땅바닥에 갖다 대고 왼 무릎은 위로 향하게 한다.

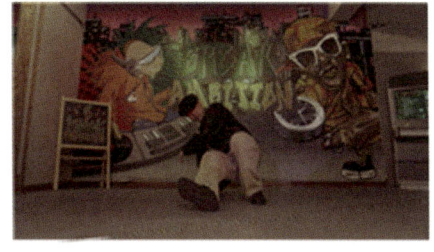

4. 다시 꼬인 상태로 원래대로 돌아온다.

Knee CC

니 씨씨

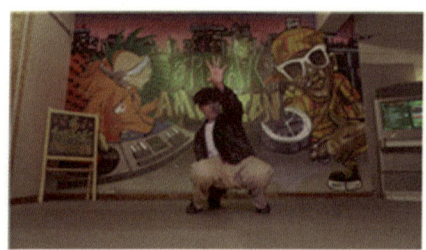

5. 오른 다리를 집어넣으며 식스 스텝 앞 자세를 잡는다.

Knee hook bronx step

니 후크 브롱스 스텝

*QR코드를 스캔하시면 동영상이 재생됩니다

고급 3/5

커튼을 걷듯이 손을 움직여봐!

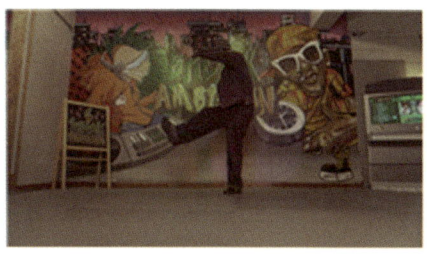

1. 왼팔과 오른 다리를 오른쪽 대각선으로 펼쳐 상체도 같은 곳을 바라본다. 상체 중심을 위쪽으로 두고 손등이 자신을 향하게 만든다.

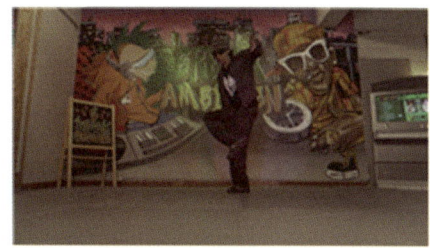

2. 왼손을 밀듯이 왼쪽으로 이동하고 오른 다리를 접고 왼쪽 무릎 위에 올린다. 이때 상체는 왼쪽 대각선을 보고 상체는 전방 25도 기울인다.

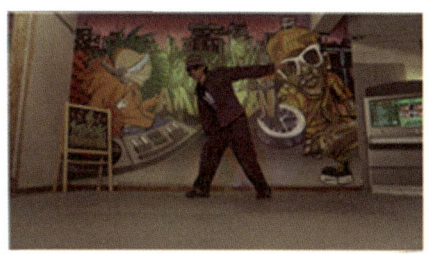

3. 왼팔을 왼쪽으로 펼쳐 오른 다리를 어깨너비만큼 벌린다. 이때 상체를 오른쪽 45도 기울이며 오른쪽 대각선을 향한다.

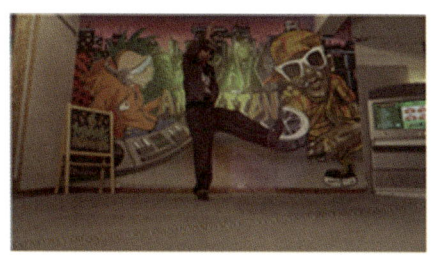

4. 상체 중심을 위로 올리면서 오른팔과 왼 다리를 대각선으로 펼치고 상체는 왼쪽 대각선을 본다. 이때 손등이 자신을 향하게 만든다.

Knee hook bronx step

니 후크 브롱스 스텝

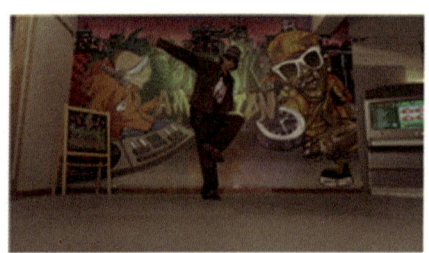 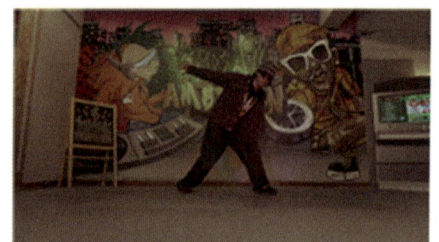

5. 오른손을 밀듯이 오른쪽으로 이동하고 왼쪽 다리를 접고 오른 무릎 위에 올린다. 이때 상체는 오른쪽 대각선을 보고 전방 25도 기울인다.

6. 오른손을 오른쪽으로 펼치고 왼 다리는 어깨너비만큼 벌린다. 이때 상체를 왼쪽 45도 기울이며 왼쪽 대각선을 향한다.

Tapmill to halo

탭밀 투 헤일로우   *QR코드를 스캔하시면 동영상이 재생됩니다

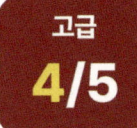

여유가 있으면 좀 더 빠르게 해봐!

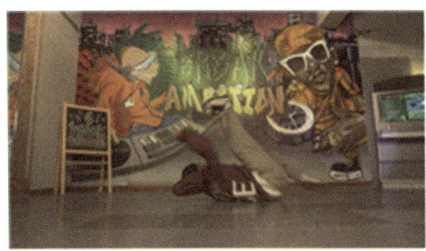

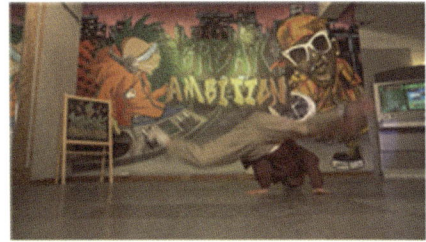

1. 탭밀을 한다. 마지막 바퀴를 할 때 오른 다리를 당겨 몸의 탄성을 만들어 준다.

2. 양다리를 하늘로 튕겨서 프리즈를 잡아주고 양다리를 펼쳐준다. 이때 왼팔은 배 앞쪽에 위치한다.

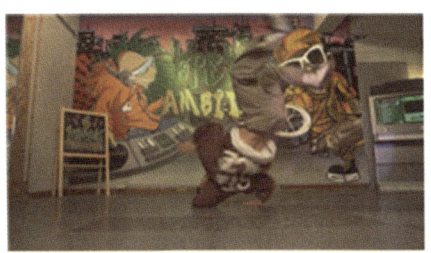

3. 원심력 방향으로 머리를 끌어주고 양다리를 하늘로 올려준 뒤, 오른손으로 바닥을 밀어 헤일로우를 한다.

Tapmill to munchmill

탭밀 투 먼치밀

*QR코드를 스캔하시면 동영상이 재생됩니다

고급 5/5

통통 튀는 탱탱볼 같아!

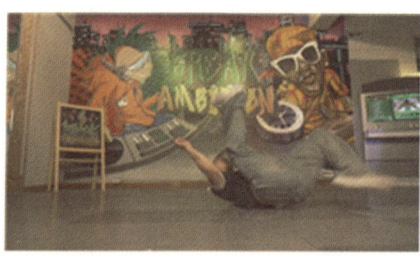

1. 탭밀을 한다. 이때 원심력을 강하게 만들어준다.

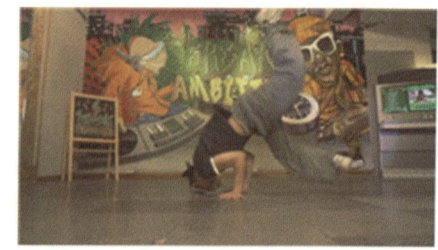

2. 양다리를 하늘로 튕겨서 프리즈를 잡는다.

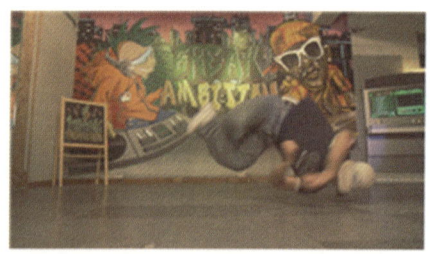

3. 다리를 교차하며 양손을 모아 먼치밀을 한다. 이때 다리가 풀리지 않도록 한다.

L
E
V
E
L

55

> 내가 좋아하는 것을 지키지 못하고, 좋아하는 것을 하지 못할 때,
> 아무것도 할 수 없다고 느끼는 순간들이 있었어요.
> 부상, 실력 부족, 타이밍 같은 여러 가지 이유로 인해
> 인생에서 가장 힘든 순간들을 마주하게 되죠.
> 그런 순간들 속에서 나 역시 춤 인생을 다시 한번 돌아보며
> "그만둘까?"라는 생각을 할 만큼 어려운 시간을 겪었어요.
> 하지만 돌이켜보면, 그런 힘든 순간들이
> 내게 소중한 시간이었음을 깨닫게 돼요.
> 힘든 순간들은 나에게 다시 한번 스스로를 돌아보게 하고,
> 노력하게 하는 계기가 되었어요. 앞으로 어떤 어려움이 찾아오더라도,
> "나는 아직 더 성장할 수 있구나"라는 마음으로
> 기쁘게 받아들일 거에요.
>
> -SOAR-

Foot 2touch bronx

풋 투터치 브롱스

*QR코드를 스캔하시면 동영상이 재생됩니다

고급 1/5

박자를 이해하면 더욱더 자연스럽게 할 수 있어!

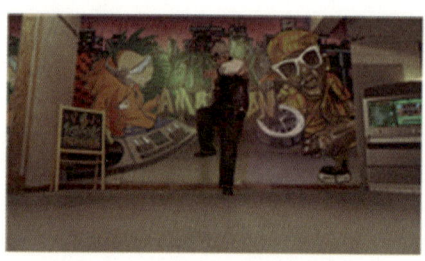

1. 왼팔을 접고 오른 무릎은 90도 접어 올린다. 이때 상체는 오른쪽 대각선을 보고 상체 중심을 위쪽으로 두고 손등이 자신을 향한다.

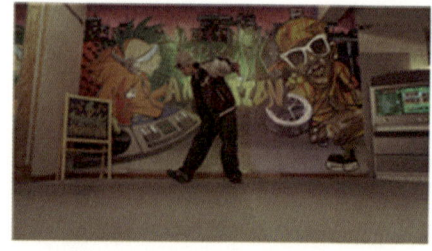

2. 왼팔을 왼쪽으로 펼치고 오른 다리는 오른쪽으로 어깨너비만큼 벌린다. 이때 상체는 오른쪽 45도 기울인다.

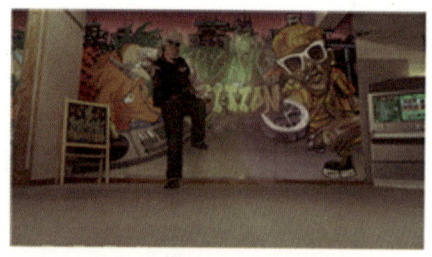

3. 오른팔을 접고 왼 무릎은 90도 접어 올린다. 이때 상체는 왼쪽 대각선을 보며 상체 중심을 위쪽으로 두고 손등이 자신을 향한다.

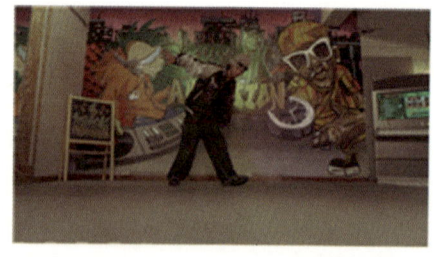

4. 오른팔을 오른쪽으로 펼치고 왼 다리는 왼쪽으로 어깨너비만큼 벌린다. 이때 상체는 왼쪽 15도 기울인다.

Foot 2touch bronx

풋 투터치 브롱스

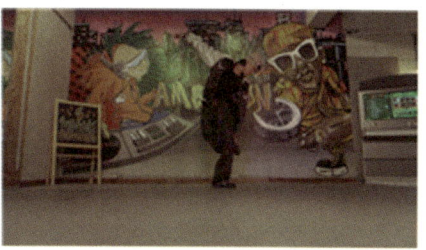

5. 오른 다리를 뒤로 접고 발 위치를 왼쪽으로 올려 왼손으로 오른발 안쪽 옆면을 터치한다.

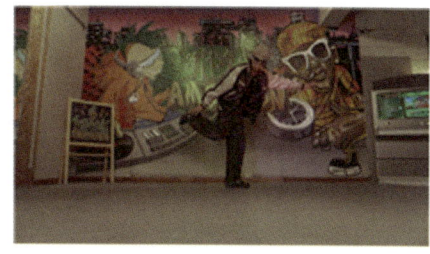

6. 오른 다리를 내려 다시 접어서 발 위치를 오른쪽으로 올린다. 이때 오른 발 바깥쪽 뒤쪽을 터치하고 상체는 왼쪽 45도 기울인다.

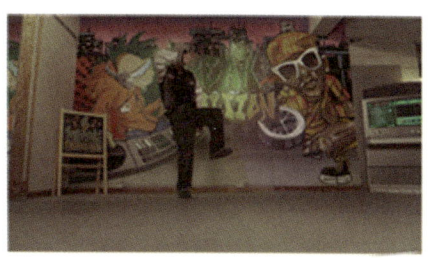

7. 오른팔을 접고 왼쪽 무릎은 90도 접어 올린다. 이때 상체는 왼쪽 대각선을 보며 상체 중심을 위쪽으로 두고 손등이 자신을 향한다.

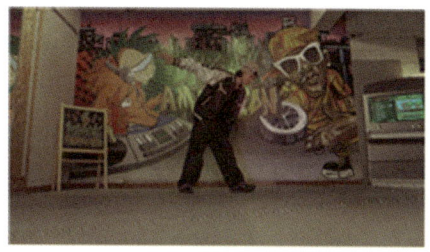

8. 오른팔을 오른쪽으로 펼치고 왼 다리는 왼쪽으로 어깨너비만큼 벌린다. 이때 상체는 왼쪽 15도 기울이다.

Foot 2touch bronx

풋 투터치 브롱스

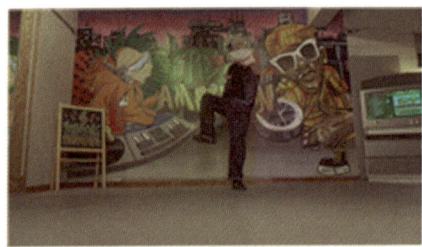

9. 왼팔을 접고 오른 무릎은 90도 접어 올린다. 이때 상체는 오른쪽 대각선을 보고 상체 중심을 위쪽으로 두고 손등이 자신을 향한다.

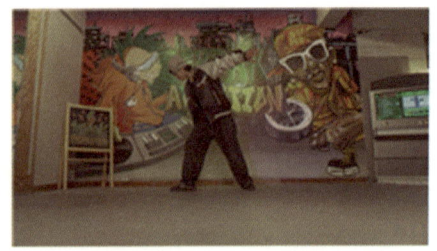

10. 왼팔을 왼쪽으로 펼치고 오른 다리는 오른쪽으로 어깨너비만큼 벌린다. 이때 상체는 오른쪽 45도 기울인다.

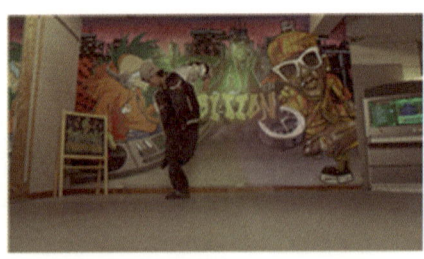

11. 왼 다리를 뒤로 접고 발의 위치는 오른쪽으로 올려 오른손으로 왼발 안쪽 옆면을 터치한다.

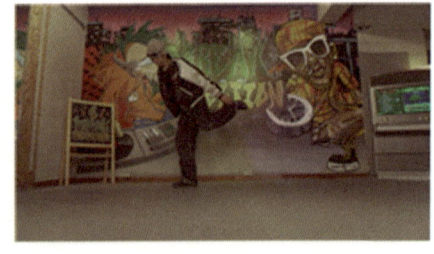

12. 왼 다리를 내려 다시 접어서 발 위치를 왼쪽으로 올린다. 이때 왼발 바깥쪽 뒤쪽을 터치하고 상체는 오른쪽 45도 기울인다.

Halo to tapmill

헤일로우 투 탭밀

*QR코드를 스캔하시면 동영상이 재생됩니다

고급 2/5

여유가 있으면 마지막에 헤일로우를 한번 더 해보자!

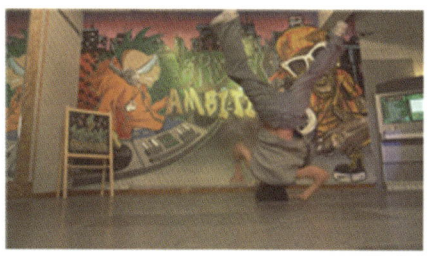

1. 헤일로우를 한다. 이때 원심력을 강하게 만들어준다.

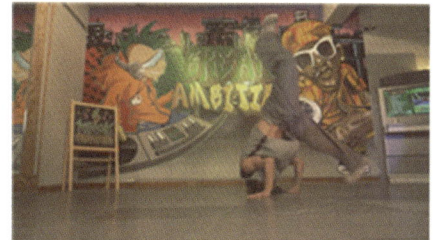

2. 프리즈를 잡는다. 이후 양손으로 바닥을 밀어 한 번 더 원심력을 만들어 준다.

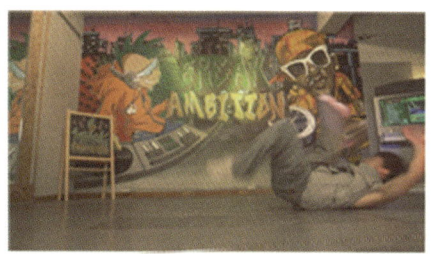

3. 오른발을 하늘로 올려주며 왼발을 바닥에 떨어트림과 동시에 탭밀을 한다.

Munchmill to tapmill

먼치밀 투 탭밀

*QR코드를 스캔하시면 동영상이 재생됩니다

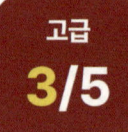

탭밀과 먼치밀은 친척일 수도…

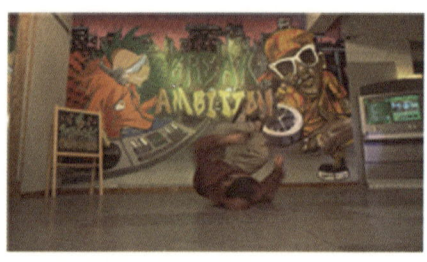

1. 먼치밀을 한다. 이때 원심력을 강하게 만들어준다.

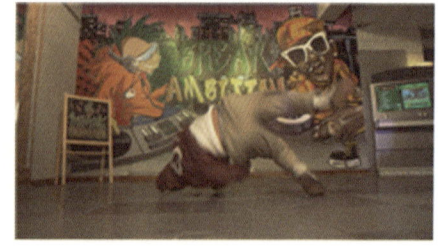

2. 몸을 튕겨 다리를 풀어준다.

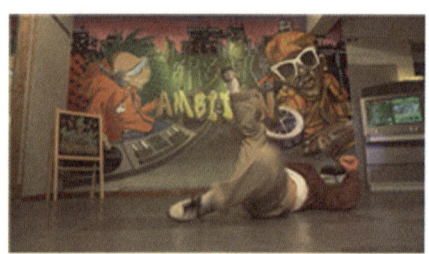

3. 오른 다리를 하늘로 올려주고 왼 다리를 바닥에 대며 탭밀을 한다.

Pilot to shoulder freeze

파일럿 투 숄더 프리즈

*QR코드를 스캔하시면 동영상이 재생됩니다

고급 4/5

손을 뒤로 당기면서 숄더를 내리는 게 포인트!

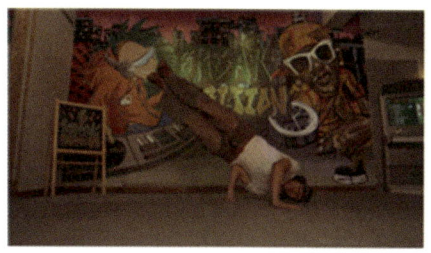

1. 폴 파일럿 프리즈를 만들어준다.

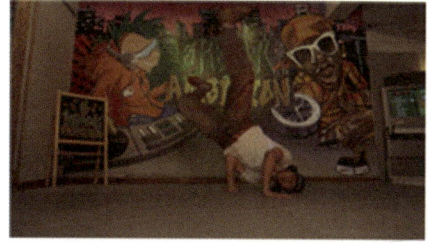

2. 오른 다리를 하늘로 펼쳐주며 왼 다리를 접어준다. 이때 왼손으로 몸을 밀어 몸의 중심을 왼손으로 이동시킨다.

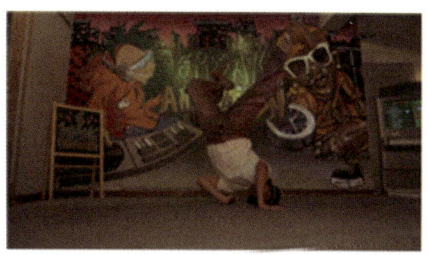

3. 왼팔을 접어주며 오른 다리를 몸의 오른쪽 방향으로 90도 기울인다.

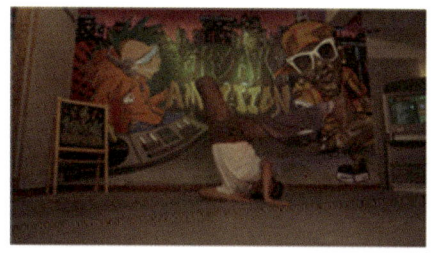

4. 왼쪽 어깨를 바닥에 내려주며 숄더 나이키 프리즈를 만들어 준다.

Ready to run

레디 투 런

*QR코드를 스캔하시면 동영상이 재생됩니다

고급 5/5

다음 단계로 올라갈 준비 완료!

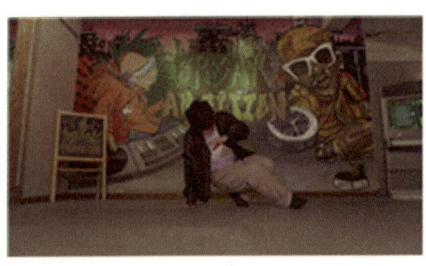

1. 식스 스텝 앞 자세에서 오른손을 짚으면서 왼손을 떼고 오른 다리를 왼 다리에 감으며 식스 스텝 5번 자세를 잡는다.

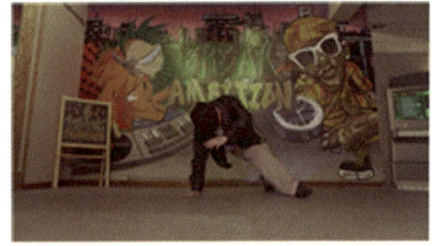

2. 왼발을 뒤로 짚으며 식스 스텝 6번째 자세를 잡아준다.

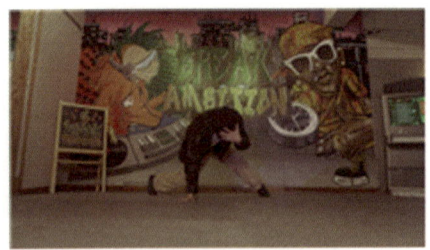

3. 오른 다리를 오른 방향으로 벌리며 최대한 멀리 짚는다.

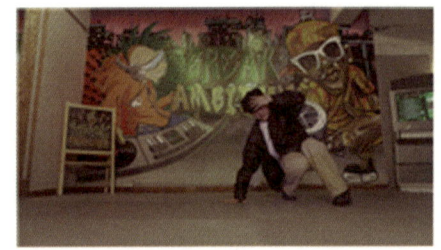

4. 오른발을 왼발 옆으로 강하게 차고 왼 다리도 앞으로 들면서 짚어준다.

Ready to run

레디 투 런

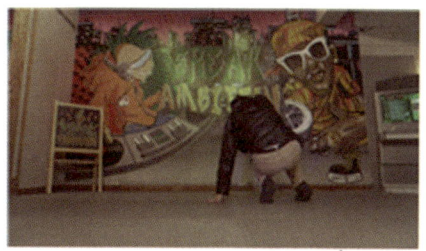

5. 왼손을 짚으면서 몸을 90도가량 오른 방향으로 돈다.

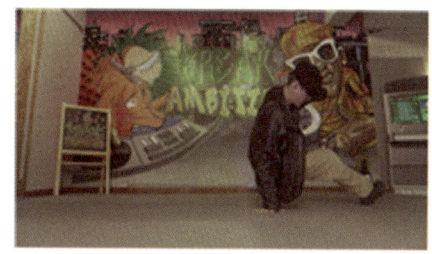

6. 오른쪽 어깨를 오른 방향으로 열면서 몸의 방향으로 오른발을 내린다. 이때 오른손을 짚고 왼손은 뗀다.

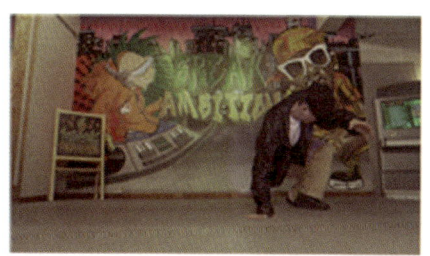

7. 왼 다리를 오른 무릎의 위로 감으며 꼬인 자세를 만든다.

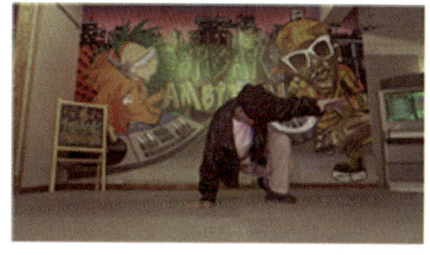

8. 그 상태에서 점프하며 뒤로 이동한다.

LEVEL

56

일본에서 두 달 동안 살면서 가장 기억에 남는 에피소드가 있어요.
멤버들과 함께 허름한 집에서 하룻밤을 묵었던 경험인데요.
그 집은 정말 간단하고 소박했지만,
함께 있는 시간이 주는 따뜻함 덕분에 나름의 낭만이 있었어요.
서로의 이야기를 나누고, 웃고 떠들며 보낸 그 순간들이 지금도 잊히지 않네요.
함께한 시간 덕분에 더욱 특별한 추억으로 남아 있어요.

-KURO-

4figure glider mermaid floorwork

포피겨 글라이더 머메이드 플로어워크　　*QR코드를 스캔하시면 동영상이 재생됩니다

고급 1/5

인어공주를 본 적이 있어?

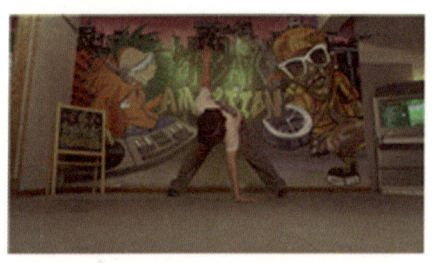

1. 상체를 90도로 숙이면서 왼손을 땅에 짚는다.

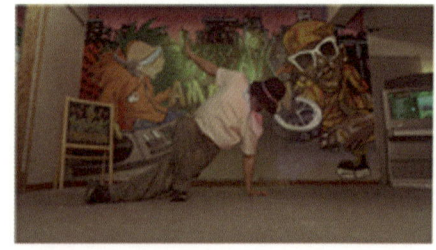

2. 플레어를 한다. 이때 왼 다리를 바닥에 쓸면서 한다.

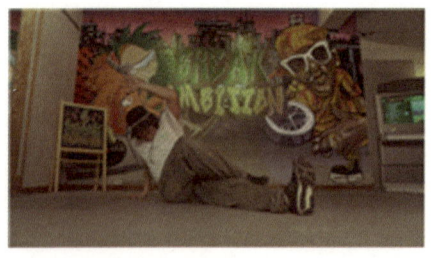

3. 왼 다리를 오른쪽 대각선까지 보내고 이때 손을 오른손으로 바꿔서 오른쪽 대각선 뒤에 짚는다.

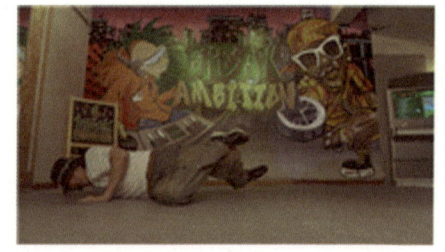

4. 상체를 왼쪽으로 틀면서 내린다. 이때 왼손을 상체 왼쪽 땅에 짚고 왼 다리는 뒤로 접는다.

4figure glider mermaid floorwork

포피겨 글라이더 머메이드 플로어워크

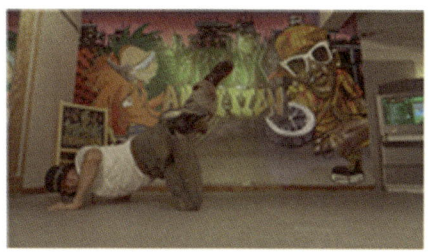

5. 오른발을 천장을 향하게 올리면서 상체를 서서히 세운다. 이때 오른 무릎을 상체 쪽으로 가지고 온다.

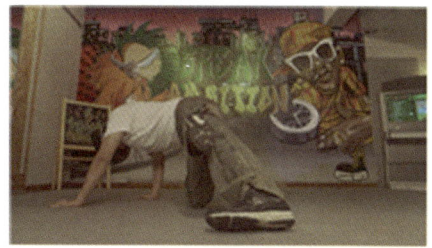

6. 상체를 다 세우고 오른 무릎이 땅에 닿은 상태로 왼 다리를 상체 기준 왼쪽에 펼친다.

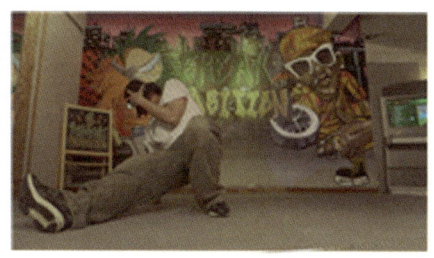

7. 상체를 왼쪽으로 틀어 왼 다리를 접고 오른 다리를 펼쳐 정면을 본다.

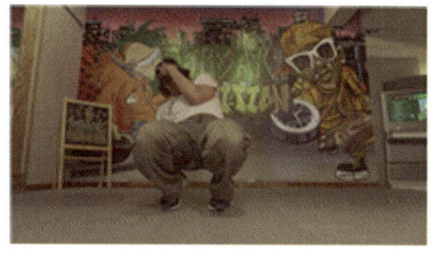

8. 오른 다리를 전방에 접고 식스 스텝 앞 자세를 만든다.

Coin drop to back spin

코인 드랍 투 백 스핀

*QR코드를 스캔하시면 동영상이 재생됩니다

고급 2/5

코인 드랍 후 다리를 정확히 찢어서 모으는 게 포인트!

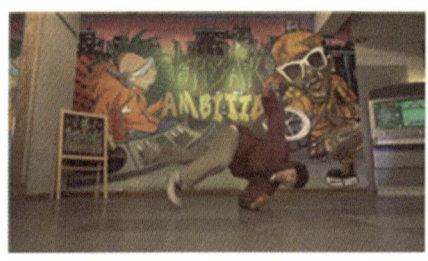

1. 코인 드랍을 해준다. 이때 원심력을 강하게 만들어준다.

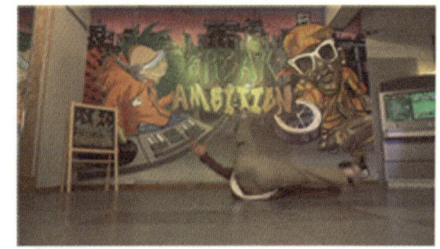

2. 등을 바닥에 대주며 양손과 양다리를 펼친다.

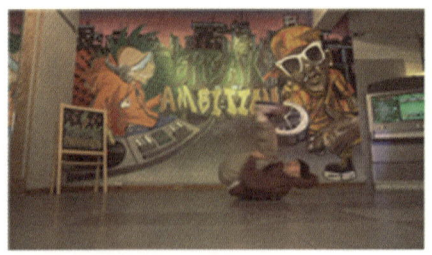

3. 양손과 양다리를 한번에 모아주며 백 스핀을 한다.

Coin drop to munchmill

코인 드랍 투 먼치밀   *QR코드를 스캔하시면 동영상이 재생됩니다

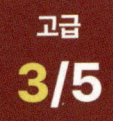 어렸을 때 했던 팽이놀이가 생각나네!

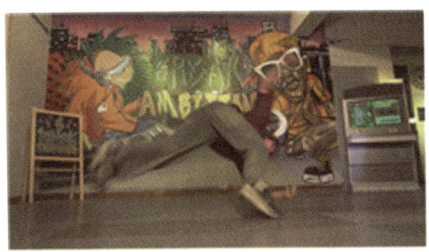

1. 코인 드랍을 해준다. 이때 원심력을 강하게 만들어준다.

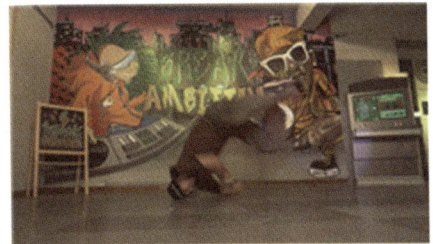

2. 양다리를 모아 교차하고 양손을 모아주며 몸을 튕긴다.

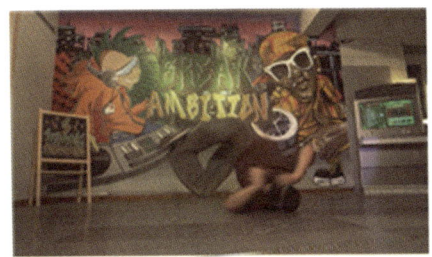

3. 먼치밀을 한다. 이때 다리가 풀리지 않도록 한다.

Flying CC

플라잉 씨씨

*QR코드를 스캔하시면 동영상이 재생됩니다

고급 4/5

마치 공중에 날아 차기를 하듯이 움직여봐!

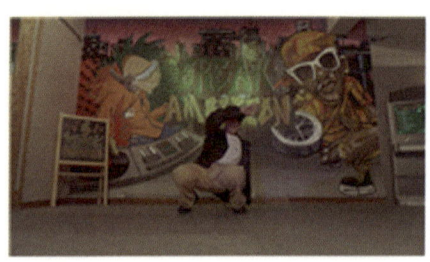

1. 식스 스텝 앞 자세를 잡아준다.

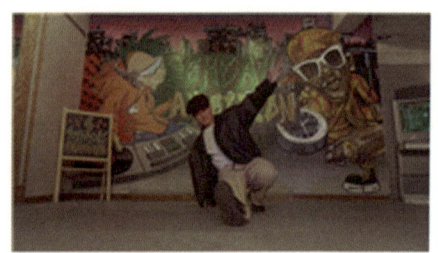

2. 왼손을 떼고 오른손을 짚으며 오른 다리를 펴준다.

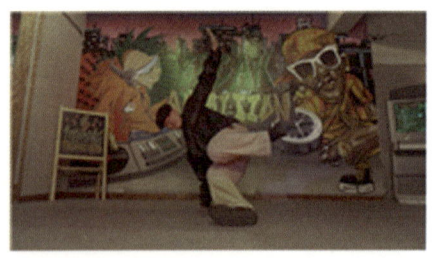

3. 왼 다리 허벅지를 오른 다리 허벅지에 붙이며 발을 위로 띄운다.

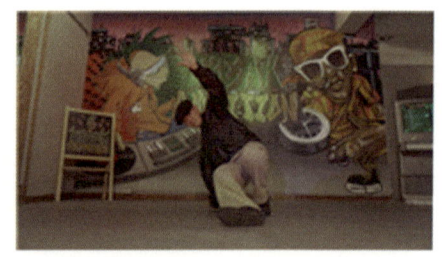

4. 왼 다리를 다시 내려놓는다.

Flying CC

플라잉 씨씨

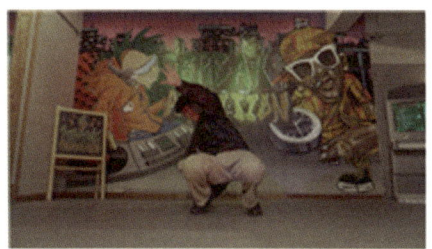

5. 오른 다리를 집어넣으며 식스 스텝 앞 자세를 잡아준다.

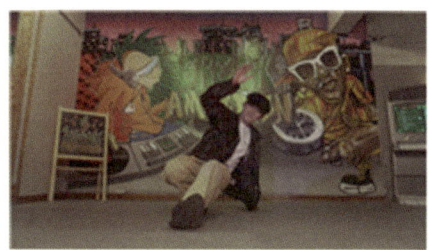

6. 오른손을 떼고 왼손을 짚으며 오른 다리를 펴준다.

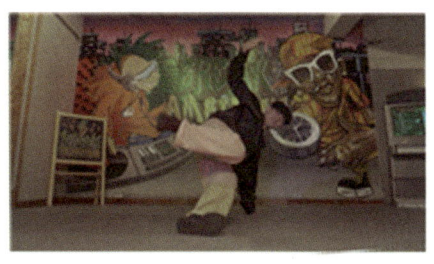

7. 오른 다리 허벅지를 왼 다리 허벅지에 붙이며 발을 위로 띄운다.

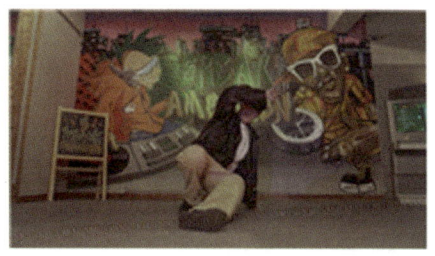

8. 오른 다리를 다시 내려놓는다.

Flying CC

플라잉 씨씨

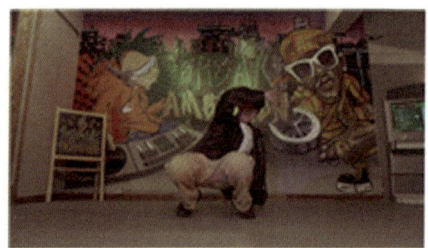

9. 왼 다리를 집어넣으며 식스 스텝 앞 자세를 잡아준다.

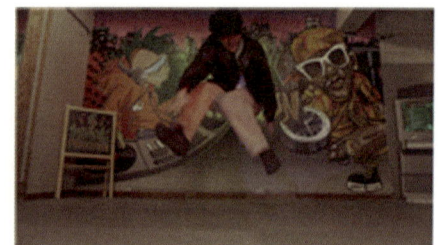

10. 그 상태에서 점프를 하며 오른 다리를 앞으로 내밀고 팔과 손은 앞으로 나란히 하여 발 쪽을 향하도록 한다.

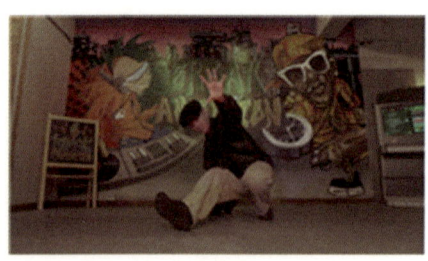

11. 오른 다리를 펴고 오른손과 왼 발로 착지한다.

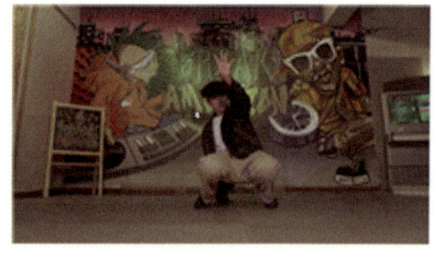

12. 오른발을 집어넣으며 식스 스텝 앞 자세를 만든다.

Head to head-elbow freeze

헤드 투 헤드-엘보우 프리즈

*QR코드를 스캔하시면 동영상이 재생됩니다

고급 5/5

중심이 접은 다리 쪽에 있어야 버티기 쉬워!

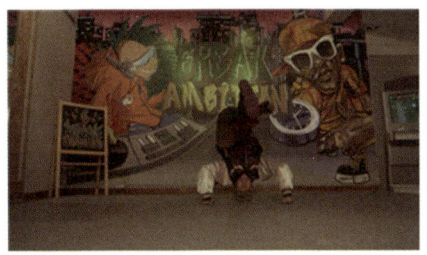

1. 헤드 프리즈를 잡아준다. 이때 몸을 접어 오른 다리를 앞으로 펼쳐주며 왼 다리를 접어 왼발을 오른 무릎 위에 올려준다.

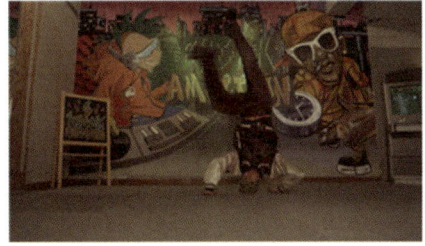

2. 오른 다리를 하늘로 펼쳐주며 왼다리를 몸의 왼쪽으로 펼쳐준다. 이때 몸의 중심을 오른손으로 이동한다.

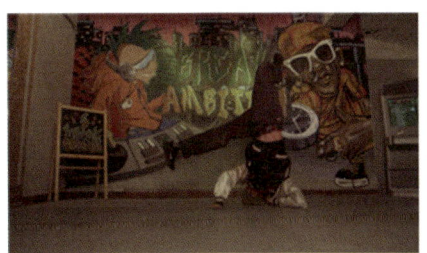

3. 오른 팔꿈치를 바닥에 내려주며 왼다리를 몸의 왼쪽 방향으로 90도 기울여 헤드 엘보우 나이키 프리즈를 만들어준다.

L
E
V
E
L

57

> 아무래도 제 춤 인생은
> 브레이크 엠비션이라는 팀을
> 만나기 전후로 나눌 수 있을 것 같아요.
> 비스트쌤과 코멧형에게 많은 얘기를 듣고 배우며
> 제 춤 스타일을 찾게 되고,
> 조금 더 춤에 깊게 다가갈 수 있게 된 것 같아요.
>
> -INHOOK-

Cross walk

크로스 워크

*QR코드를 스캔하시면 동영상이 재생됩니다

고급 1/5

눈 밭에 있는 강아지 발자국 같아!

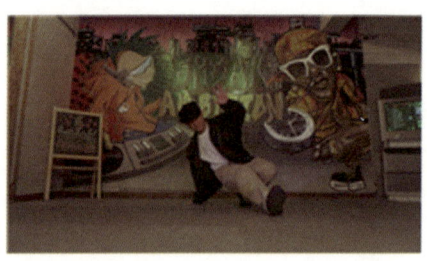

1. 식스 스텝 앞 자세에서 오른 다리를 펴준다.

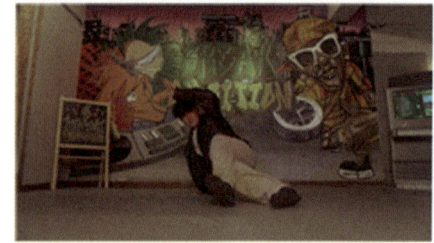

2. 오른발 뒤꿈치를 땅에 고정하고 왼발을 X자로 오른 다리 위로 교차하며 왼발 뒤꿈치를 땅에 댄다.

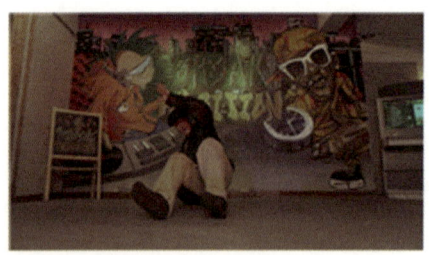

3. 오른발 뒤꿈치를 다시 오른쪽으로 이동하여 풀어준다.

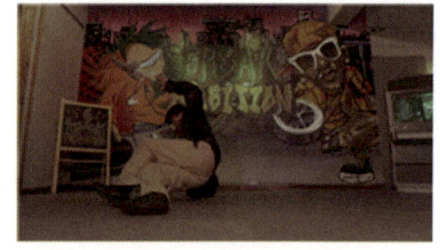

4. 왼 다리를 다시 오른 다리와 X자로 교차하며 왼발 뒤꿈치를 땅에 붙인다.

Cross walk

크로스 워크

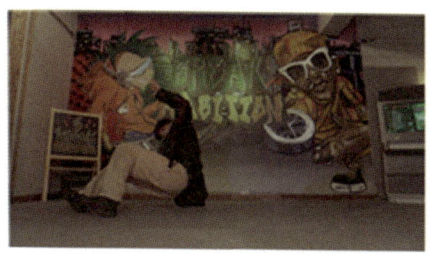

5. 오른 다리를 다시 오른쪽으로 이동시키고 오른발 뒤꿈치를 땅에 붙인다.

Flare to munchmill

플레어 투 먼치밀

*QR코드를 스캔하시면 동영상이 재생됩니다

고급 2/5

플레어를 하고 먼치밀을 하면 속도가 빨라지는 효과가 있어!

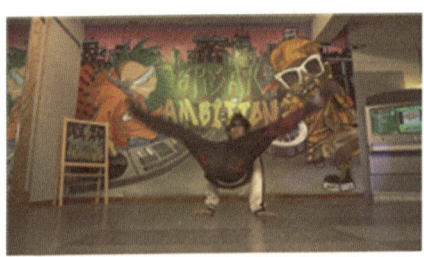

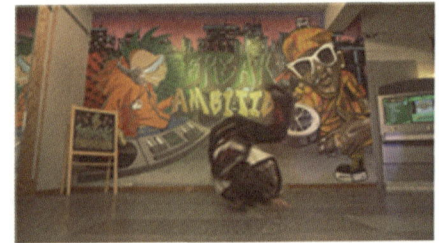

1. 플레어를 한다. 이때 원심력을 강하게 만들어준다.

2. 두 손을 바닥에 대고 몸의 중심을 오른팔에 이동시켜 양손을 가슴 쪽으로 모아준다.

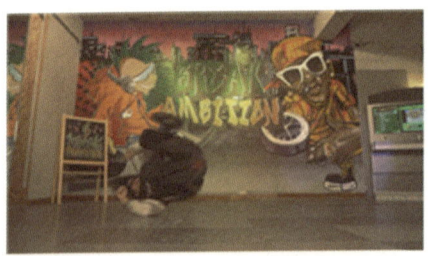

3. 두발을 교차하여 먼치밀을 한다. 이때 양다리가 풀리지 않도록 한다.

Head-elbow to shoulder freeze

헤드-엘보우 투 숄더 프리즈

*QR코드를 스캔하시면 동영상이 재생됩니다

고급
3/5

위에서 다리를 찢으면서 숄더로 내려오는 게 포인트!

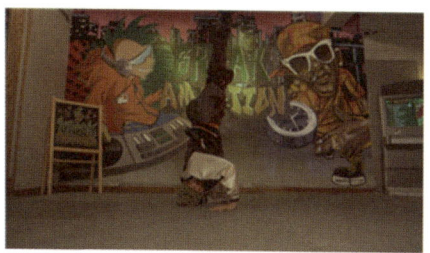

1. 헤드 엘보우 프리즈를 만들어준다. 이때 오른 다리는 하늘을 향해 펼쳐주고 왼 다리를 접어 오른 무릎에 올려준다.

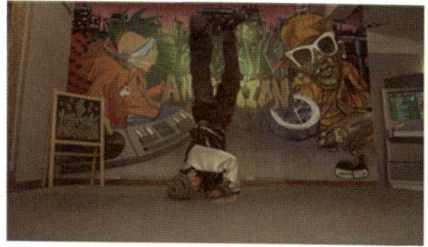

2. 왼 다리를 하늘을 향해 펼쳐주며 몸의 중심을 왼손으로 이동시킨다.

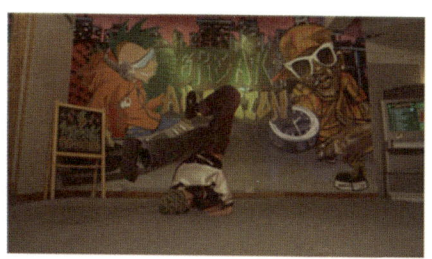

3. 오른쪽 머리와 오른쪽 어깨를 바닥에 내려준다. 이때 왼 다리를 몸의 왼쪽 방향으로 90도 기울이며 오른 다리를 접어 숄더 나이키 프리즈를 만들어준다.

Knee hook toy step

니 후크 토이 스텝

*QR코드를 스캔하시면 동영상이 재생됩니다

고급 4/5

장난감이 움직이듯이 움직여봐!

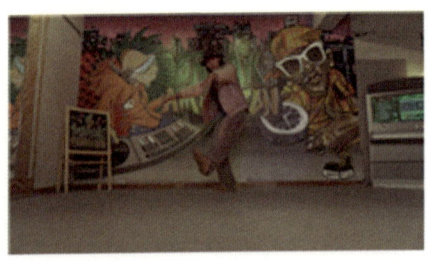

1. 양팔과 왼 다리를 오른쪽 대각선으로 펼치고 이때 상체는 오른쪽을 향한다.

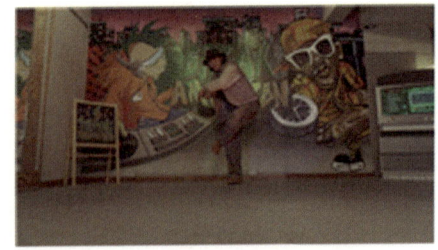

2. 양팔을 가슴 위치에 접고 왼 다리는 오른 무릎 위에 접어 올린다.

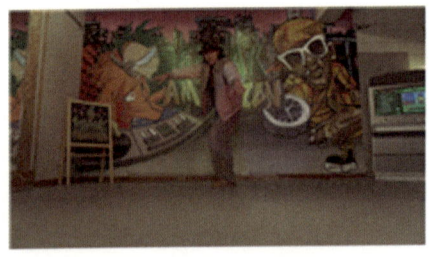

3. 오른팔은 오른쪽, 왼팔은 정면으로 펴면서 왼다리도 앞으로 내린다. 이때 상체를 정면 45도 기울인다.

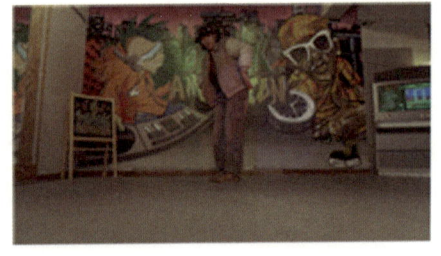

4. 뒤에 있는 오른 다리를 왼 다리 쪽으로 가져온다. 이때 상체를 뒤로 세운다.

Knee hook toy step

니 후크 토이 스텝

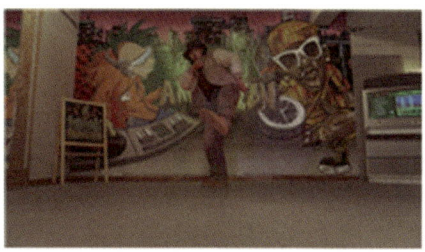

5. 왼 다리를 45도 들면서 상체도 같이 뒤로 기울인다.

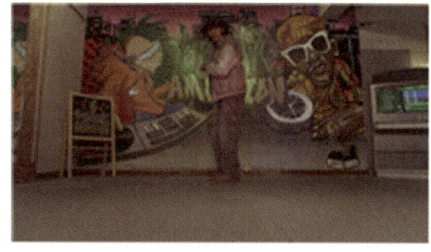

6. 왼 다리가 오른 다리 쪽으로 되돌아오고 상체가 앞으로 이동한다.

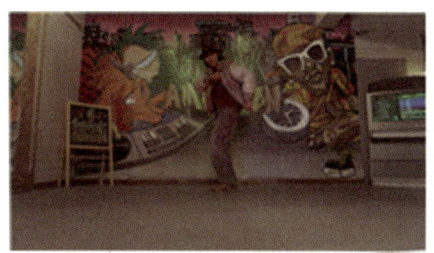

7. 왼 다리가 오른 다리를 치면서 오른 다리를 뒤로 짚고 상체는 앞으로 45도 기울인다.

Swipes to munchmill

스와입스 투 먼치밀

*QR코드를 스캔하시면 동영상이 재생됩니다

고급 5/5

먼치밀 들어갈 때 어깨부터 타면 부드럽게 연결이 된다는 사실!

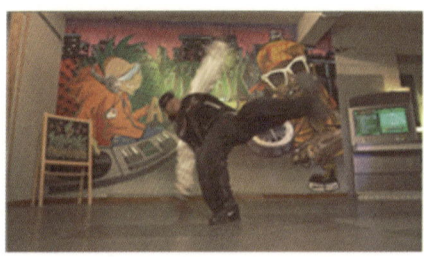

1. 스와입스를 한다. 이때 원심력을 강하게 만들어준다.

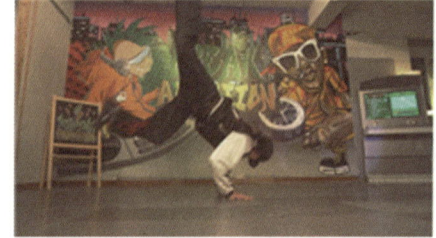

2. 두 손을 바닥에 대고 바로 양다리를 벌려주며 몸을 내려준다. 이때 몸의 중심을 오른쪽으로 이동시킨다.

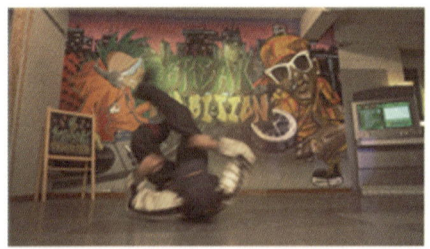

3. 양손으로 바닥을 밀고 원심력을 만들어 준다. 이때 다리를 교차하며 두 손을 가슴으로 모아주며 먼치밀을 한다.

LEVEL

58

팀의 퍼포먼스 안무를 만들면서 모든 공연과 무대가 정말 소중하지만,
하나를 꼽자면 Battle of the Year 때가 떠오르네요.
그 무대를 위해 연습실에서 거의 살다시피 했던 기억이 아직도 생생합니다.
급식판까지 사서 연습실에서 밥을 나눠 먹으며 연습에 몰두했고,
하루에 고작 10초 정도의 안무를 짜며 한 걸음씩 나아갔던 시간이었죠.
그렇게 만들어진 작품은 우리 팀의 첫 번째 퍼포먼스이자,
팀의 방향성과 개성을 가장 잘 보여주는 무대가 되었습니다.
많은 분들이 그 무대를 꼭 봐주셨으면 좋겠어요.
우리 팀의 열정과 노력이 담긴 소중한 작품이니까요.

-COMET-

Cricket to tapmill

클리켓 투 탭밀

*QR코드를 스캔하시면 동영상이 재생됩니다

고급 1/5

여유가 생겨서 좀 더 스피드 있게 하면 더 멋있을 거야!

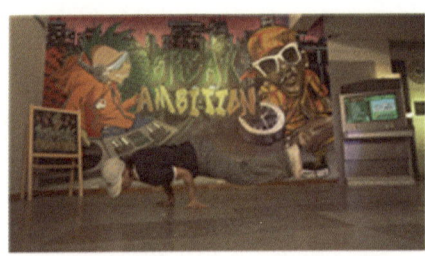

1. 클리켓을 한다. 이때 원심력을 강하게 만들어준다.

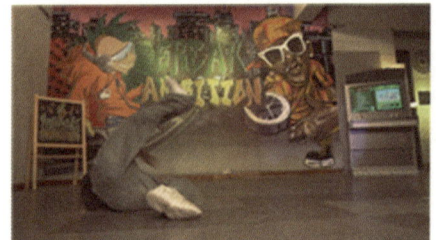

2. 프리즈 상태에서 두 다리로 원을 그리며 오른쪽으로 돌려준 뒤 오른발은 하늘로 올려주고 왼발은 바닥에 내려주며 몸을 바닥에 내린다.

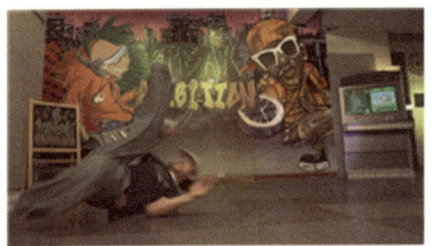

3. 탭밀을 한다. 이때 원심력이 약해지지 않도록 상체를 빠르게 틀어준다.

Head spin to munchmill

헤드스핀 투 먼치밀 *QR코드를 스캔하시면 동영상이 재생됩니다

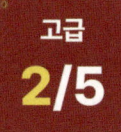

헤드스핀을 돌고 손으로 땅을 짚고 넘어가는 게 포인트!

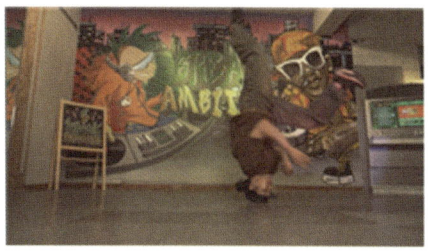

1. 헤드스핀을 돌아준다. 마지막 바퀴에서 상체를 빠르게 틀어 다음 동작을 준비한다.

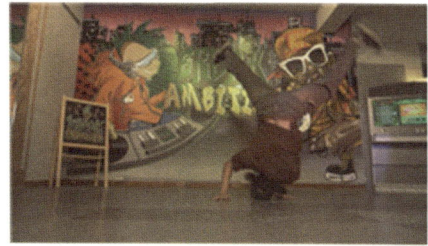

2. 바로 두 손을 대고 프리즈를 잡아준다. 이때 양다리를 펼쳐준다.

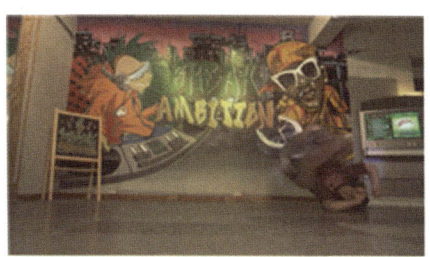

3. 두 다리를 교차하여 양손을 모아 먼치밀을 한다. 이때 다리가 풀리지 않도록 한다.

Head to shoulder freeze

헤드 투 숄더 프리즈

*QR코드를 스캔하시면 동영상이 재생됩니다

고급 3/5

숄더로 내려올 때 머리를 밀 듯이 내리면 자연스럽게 할 수 있어!

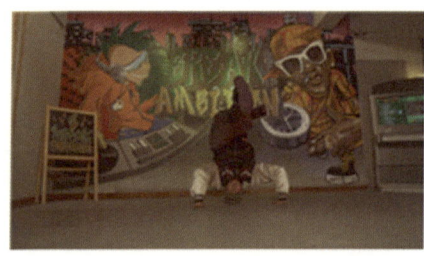

1. 헤드 프리즈를 만들어준다. 이때 몸을 접어주며 오른 다리를 앞으로 펼쳐주고 왼 다리를 접어 오른 무릎 위에 올려준다.

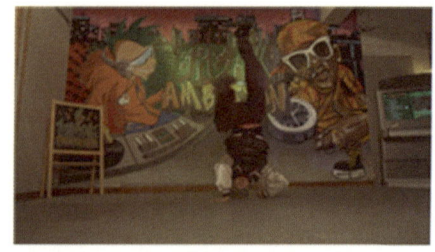

2. 오른 다리를 하늘로 펼쳐주며 왼다리를 몸의 왼쪽으로 펼친다. 이때 몸의 중심은 오른쪽으로 이동한다.

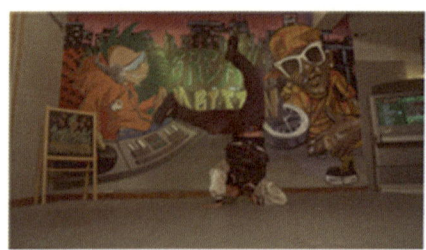

3. 오른손을 접어 오른 팔꿈치를 바닥에 내려준다. 이때 왼 다리를 왼쪽으로 90도 기울이며 오른 다리를 접어 준다.

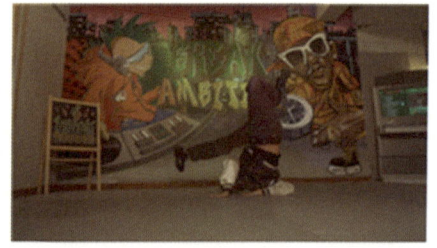

4. 오른쪽 어깨를 바닥에 내려주며 숄더 나이키 프리즈를 만들어준다.

Heel-toe-heel down step

힐-토-힐 다운 스텝

*QR코드를 스캔하시면 동영상이 재생됩니다

고급 4/5

힐토 스텝 할 때 반경을 더 넓게 해봐!

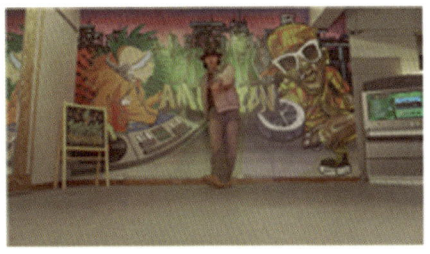

1. 점프하면서 오른발을 앞으로 짚고 왼팔을 정면으로 들어 올린다. 이때 상체는 뒤쪽 45도 기울인다.

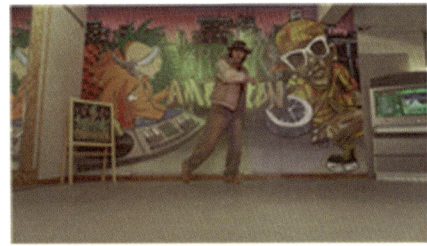

2. 오른발 앞꿈치를 오른쪽 땅에 찍는다. 상체를 왼쪽으로 틀어 왼쪽 45도 기울인다.

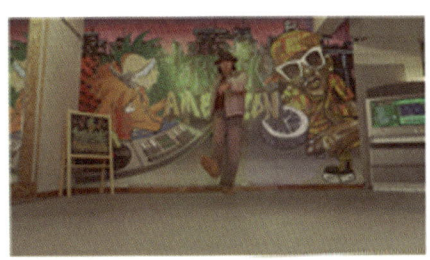

3. 오른발을 앞에 펼치고 왼팔을 정면으로 올리며 상체는 뒤쪽 45도 기울인다.

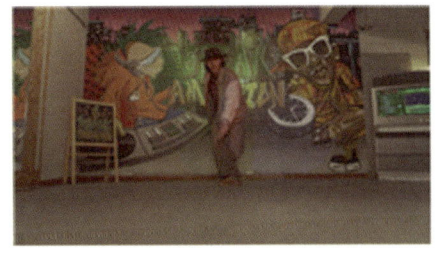

4. 오른발을 앞으로 이동해 두 다리를 교차한다. 이때 상체는 정면 45도 기울이고 손은 앞으로 내린다.

Heel-toe-heel down step

힐-토-힐 다운 스텝

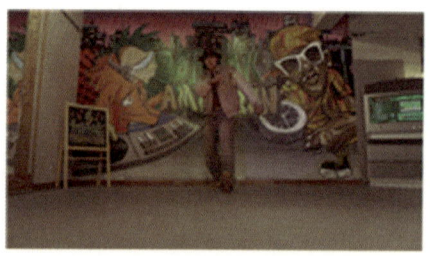

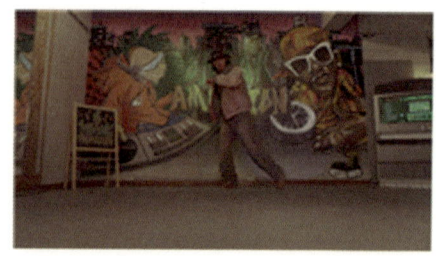

5. 점프하면서 왼발을 앞으로 짚고 오른팔을 정면으로 들어 올린다. 이때 상체는 45도 뒤로 기울인다.

6. 왼발 앞꿈치를 왼쪽 땅에 찍는다. 상체를 오른쪽으로 틀어 오른쪽 45도 기울인다.

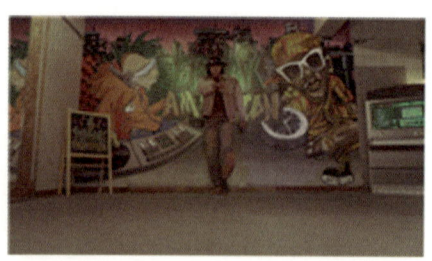

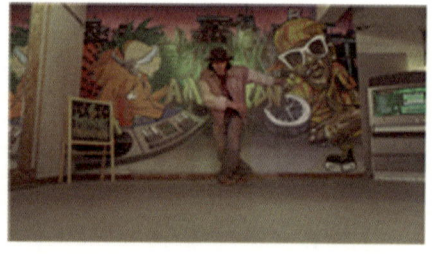

7. 왼발을 앞에 펼치고 오른팔을 정면으로 올리며 상체는 뒤쪽 45도 기울인다.

8. 왼발을 앞에 이동해 두 다리를 교차한다. 이때 상체는 정면 45도 기울이며 손은 앞으로 내린다.

Run forward

런 포워드

*QR코드를 스캔하시면 동영상이 재생됩니다

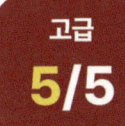

차의 엔진을 생각하고 해보자!

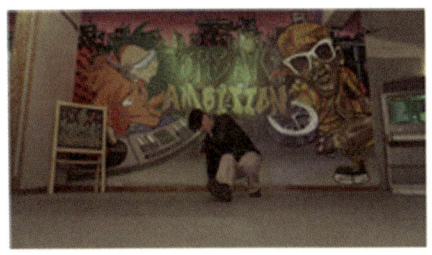

1. 오른 무릎을 몸에 가까이하고 앉은 자세에서 오른 다리를 앞으로 편다.

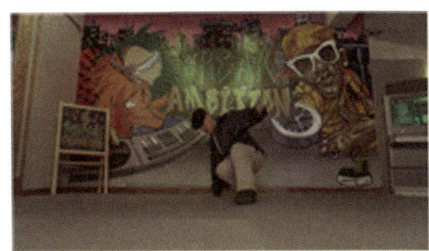

2. 오른 다리를 다시 뒤로 가져오면서 왼 다리를 앞으로 보낸다.

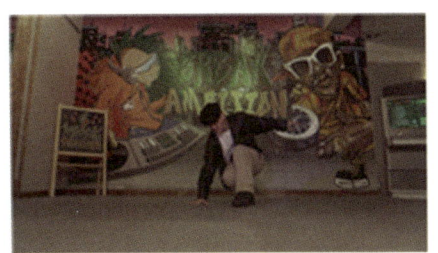

3. 오른손을 앞으로 짚어준다.

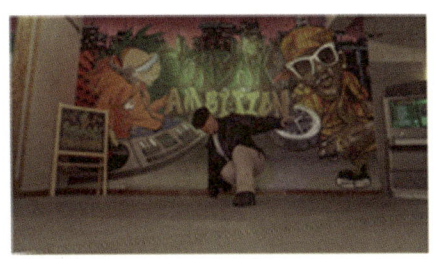

4. 오른손을 다시 뒤로 짚는다. 1~4번을 한 번 더 반복한다.

Run forward

런 포워드

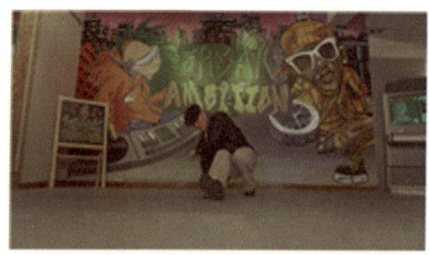

5. 오른발과 왼발을 앞뒤로 교차하면서 앞으로 나와준다.

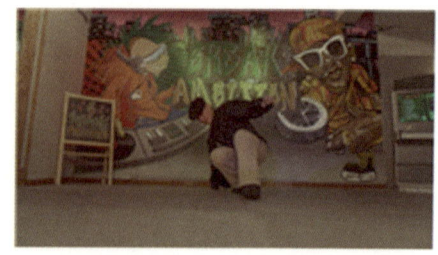

6. 다시 다리를 교차해준다. 5,6번을 한 번 더 반복하며 앞으로 전진한다.

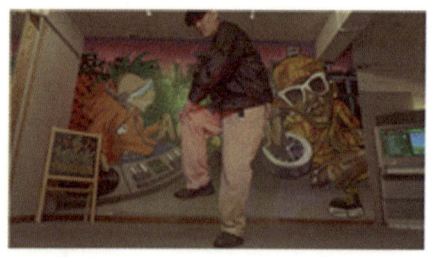

7. 서서히 일어나면서 왼발을 짚고 오른 무릎을 왼손으로 잡은 채 위로 올려준다.

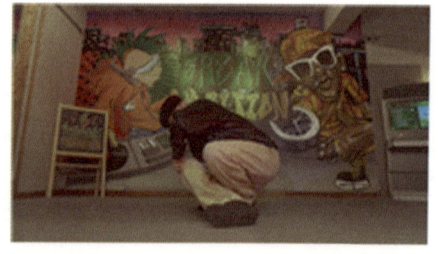

8. 왼손으로 오른 무릎을 잡은 채 앉아주며 식스 스텝 5번째 자세를 만들어준다.

LEVEL

59

해외 경험은 살면서 정말 너무 많이 해서 어떤 이야기를 해야 할지 어렵지만,
특별히 저의 여행용 캐리어 가방에 대해서 이야기하고 싶어요.
제가 20살 때 충청도 제천 간디중학교 수업을 해서 벌었던 돈으로
가지고 싶었던 브랜드의 캐리어 가방을 구매했어요.
그리고 지금도 20년째 같은 가방을 쓰고 있어요.
몇 년 진에 가방을 바꾸고 싶다는 생각을 했었지만,
지금은 이렇게 된 김에 오기로 더 오래 써볼까 싶어요. 환갑까지 써볼게요!

-BEAST-

Cart wheel knee drop

카트 휠 니 드랍

*QR코드를 스캔하시면 동영상이 재생됩니다

고급 1/5

마치 한 마리의 공작새처럼 움직여봐!

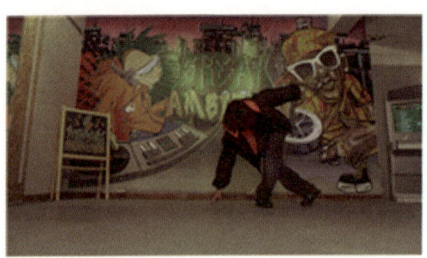

1. 오른 다리를 왼 다리 뒤로 보내면서 오른손을 땅에 짚는다.

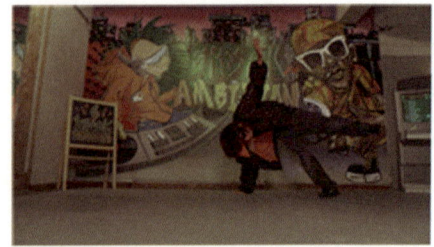

2. 오른 다리를 굽히고 왼팔과 왼 다리를 하늘 쪽으로 올린다.

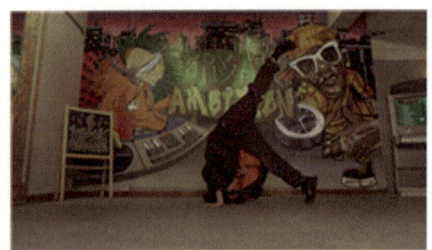

3. 오른팔을 굽히고 오른쪽으로 머리를 대고 왼팔도 같이 내린다. 이때 오른 다리는 펴면서 왼 다리를 오른쪽으로 이동한다.

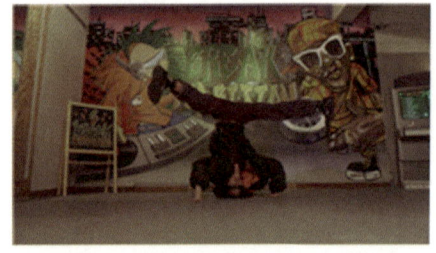

4. 왼 다리를 오른쪽으로 보내고 오른 다리가 땅에서 떨어지면서 헤드 프리즈를 만든다.

Cart wheel knee drop

카트 휠 니 드랍

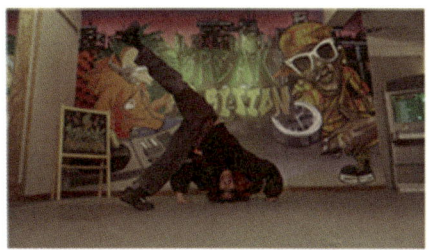

5. 왼 다리를 오른쪽 대각선으로 내려놓는다.

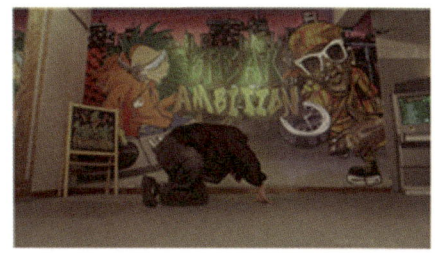

6. 오른 다리를 내려서 왼쪽 무릎 뒤로 오른발을 감싸준다. 이때 두 손을 밀면서 머리를 올린다.

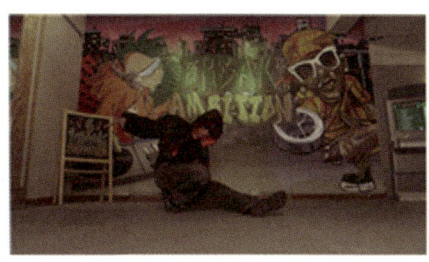

7. 상체를 들어 올리며 왼 다리를 편다. 이때 오른손을 펼친다.

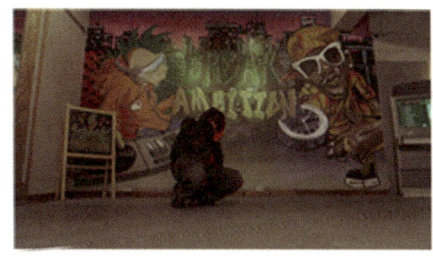

8. 왼 다리를 접으며 식스 스텝 앞 자세를 만든다.

Flare to halo

플레어 투 헤일로우

*QR코드를 스캔하시면 동영상이 재생됩니다

고급
2/5

플레어를 한 뒤에는 다리를 빨리 보내는 게 꿀팁!

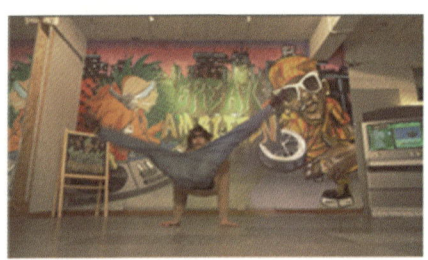

1. 플레어를 한다. 이때 원심력을 강하게 만들어준다.

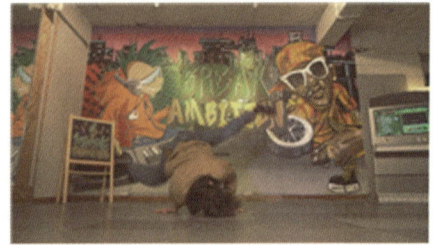

2. 왼 다리를 몸의 왼쪽으로 열어주며 바로 프리즈를 잡아준다. 이때 오른팔의 위치는 몸의 앞쪽으로 한다.

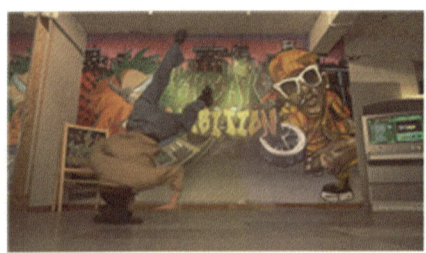

3. 원심력 방향으로 머리를 끌어주고 양다리를 하늘로 올려주며 오른손으로 바닥을 밀어 헤일로우를 한다..

Flare to tapmill

플레어 투 탭밀

*QR코드를 스캔하시면 동영상이 재생됩니다

고급 3/5

탭밀할 때 던지지 말고 윈드밀 들어가듯이 보여줘!

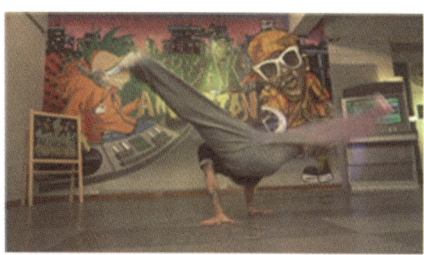

1. 플레어를 한다. 이때 원심력을 강하게 만들어준다.

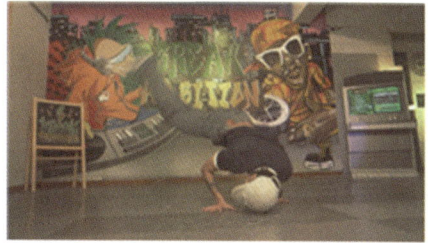

2. 오른 다리를 몸의 오른쪽으로 열어주며 왼손을 내려 프리즈를 잡아준다.

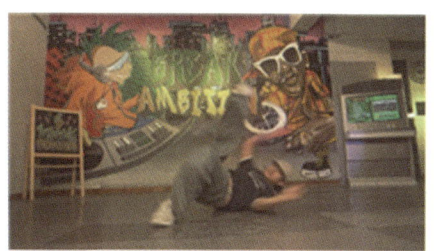

3. 다리를 돌려 몸을 눕히고 오른발은 하늘로 왼발은 바닥에 내려주어 탭밀을 한다.

Head-elbow to baby freeze

헤드-엘보우 투 베이비 프리즈

*QR코드를 스캔하시면 동영상이 재생됩니다

고급 4/5

여유가 있으면 마지막을 건 프리즈로 마무리하면 더 멋있을 거야!

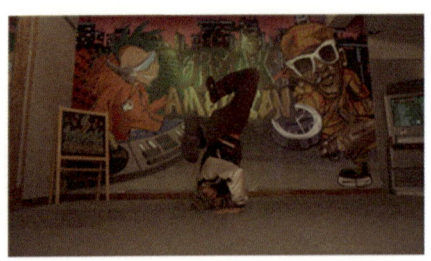

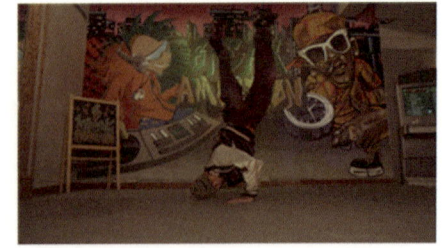

1. 헤드 엘보우 나이키 프리즈를 만들어준다.

2. 몸의 중심을 왼손과 머리로 이동시키며 오른손을 들어 양 다리를 하늘로 펼쳐준다. 이후 오른손을 왼손과 같은 선상의 바닥에 내려준다.

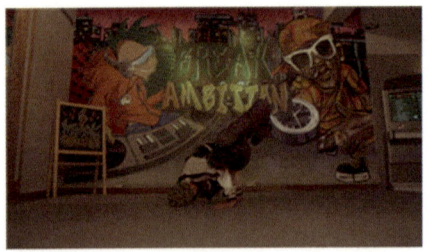

3. 오른쪽 옆구리를 오른팔에 올려준다. 이때 왼 다리를 뒤로 접어주며 오른 다리를 앞으로 펼쳐 왼 팔꿈치 위에 올려 저공 베이비 프리즈를 만들어준다.

Twist side walk

트위스트 사이드 워크

*QR코드를 스캔하시면 동영상이 재생됩니다

고급 5/5

반대쪽도 시도하면 재미있을 거야!

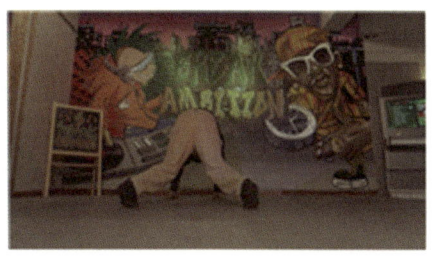

1. 식스 스텝 뒤 자세를 잡아준다.

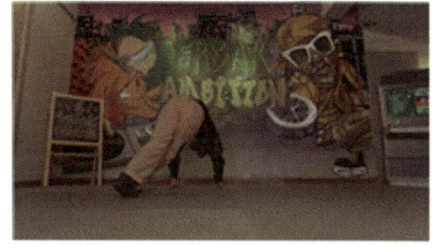

2. 오른 다리로 왼 다리를 감싸며 오른발을 왼 다리의 대각선에 위치시킨다.

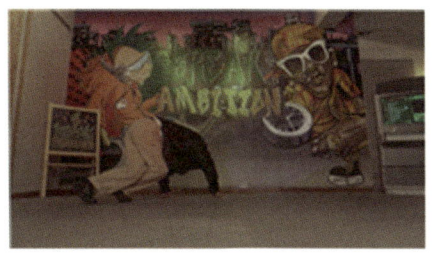

3. 다리를 고정시키고 왼발을 왼쪽으로 이동시킨다.

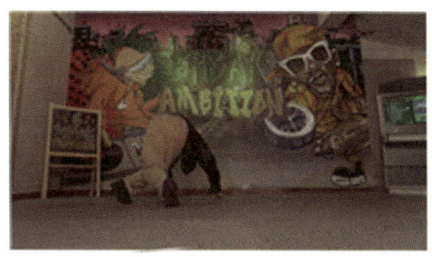

4. 왼 다리를 다시 오른쪽으로 이동시킨다.

Twist side walk

트위스트 사이드 워크

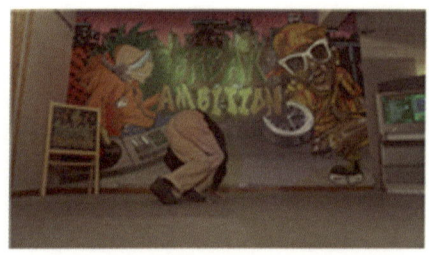

5. 오른 다리를 왼 다리에 고정시킨 채 오른발을 오른쪽으로 이동한다.

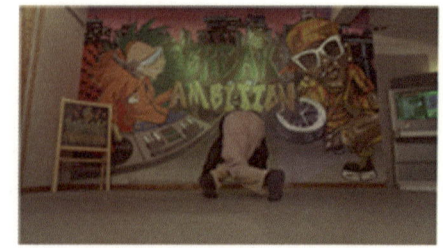

6. 다시 한번 왼발을 오른쪽으로 이동시킨다.

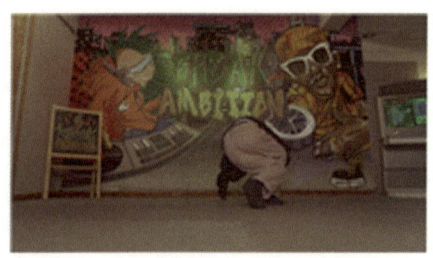

7. 오른발을 오른쪽으로 이동시킨다.

LEVEL

60

나의 스타일을 여지없이 보여주고,
그걸로 인정받을 때는 정말 말로 표현할 수 없는 성취감을 느껴요.
내가 가진 춤의 색깔과 표현을 다른 사람들이 공감하고 좋아해 줄 때,
그 순간이 가장 특별하죠. 팀원들이 각자 자기만의 매력으로 빛을 발할 때도
큰 기쁨을 느껴요. 서로의 성장을 가까이서 보며 함께 응원하는 과정은
정말 값지죠. 모두가 함께 한 프로젝트가 성공적으로 끝났을 때,
그 성취감은 혼자 느낄 수 없는 큰 보람이에요.
함께 이뤄낸 결과물이 주는 감동은 팀으로서의 결속력을 더 단단히 해줘요.
그리고 제가 계획했던 것들이 하나씩 이루어졌을 때,
그 과정에서 노력했던 시간이 떠오르면서 스스로에 대한 뿌듯함을 느껴요.
그 순간들은 제게 춤을 계속 추게 하는 큰 원동력이 돼요.

-JERK-

One leg forward

원 레그 포워드

*QR코드를 스캔하시면 동영상이 재생됩니다

고급 1/5

풋워크 하다가 전진할 때 딱이야!

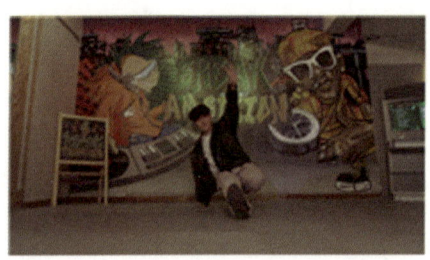

1. 식스 스텝 앞 자세에서 오른손을 바닥에 짚고 오른 다리를 펴준다.

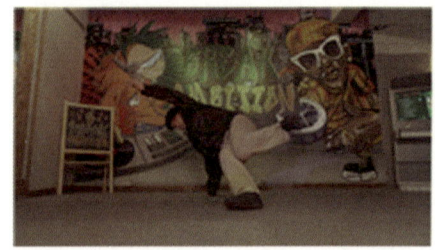

2. 몸을 오른쪽으로 틀고 왼발을 들어주면서 CC 자세를 취한다.

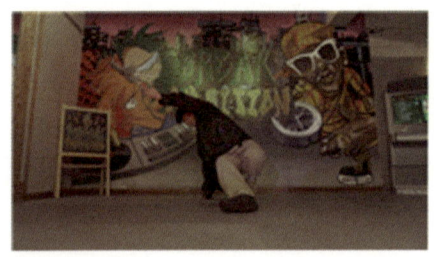

3. 왼발을 다시 내려놓는다.

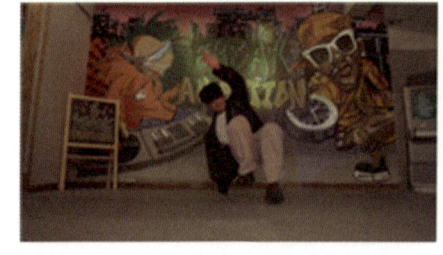

4. 오른발을 들면서 몸 쪽으로 당겨준다.

One leg forward

원 레그 포워드

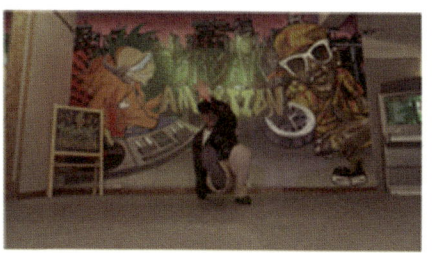

5. 오른 다리를 다시 펴면서 바닥과 평행하도록 들어준다.

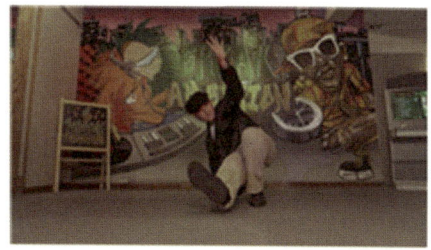

6. 오른손과 왼발을 앞으로 세 번 이동한다.

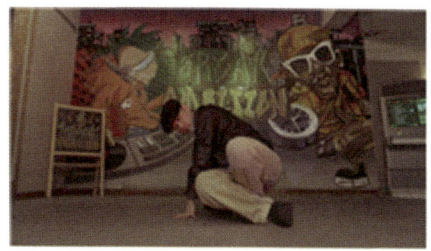

7. 오른 다리로 왼발을 감싸며 마무리한다.

Reverse halo to tapmill

리버스 헤일로우 투 탭밀

*QR코드를 스캔하시면 동영상이 재생됩니다

고급 2/5

제법 둘이 잘 어울려!

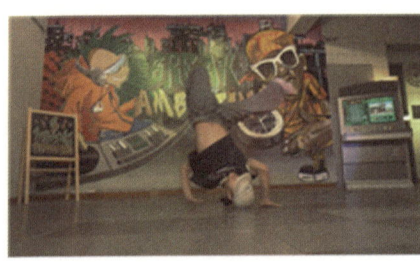

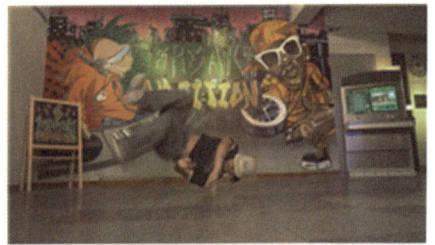

1. 리버스 헤일로우를 한다. 이후 다리 모양을 유지하며 몸의 원심력을 멈춰준다.

2. 프리즈를 잡아주며 접은 왼 다리를 펴지 않고 바로 바닥에 내려준다.

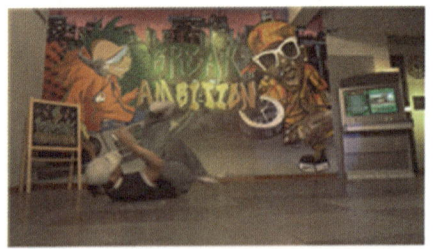

3. 몸을 바닥에 내려주며 두 손을 모아 탭밀을 한다.

Reverse halo to windmill

리버스 헤일로우 투 윈드밀

*QR코드를 스캔하시면 동영상이 재생됩니다

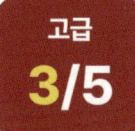

기를 모아서 윈드밀을 차 봐!!

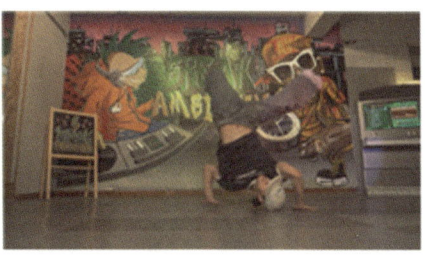

1. 리버스 헤일로우를 한다. 이후 다리 모양을 유지하며 몸의 원심력을 멈춰준다.

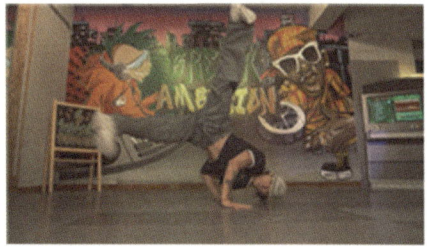

2. 바로 프리즈를 잡아주고 접었던 다리를 펴준다.

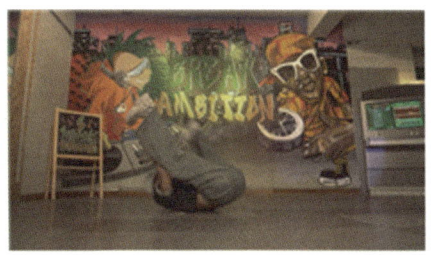

3. 양손을 밀어주며 윈드밀을 해준다.

Shoulder to pilot freeze

숄더 투 파일럿 프리즈

*QR코드를 스캔하시면 동영상이 재생됩니다

고급 4/5

숄더 프리즈의 다리 동작을 바꾸는 것도 멋있어!

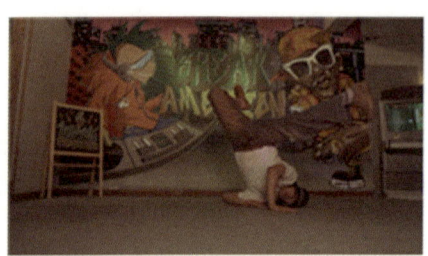

1. 숄더 나이키 프리즈를 만든다.

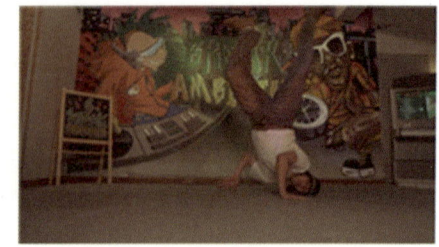

2. 양발을 하늘을 향해 펼쳐준다. 이 때 몸의 중심을 오른손과 머리로 이동시키고 왼팔을 바닥에서 들어준다.

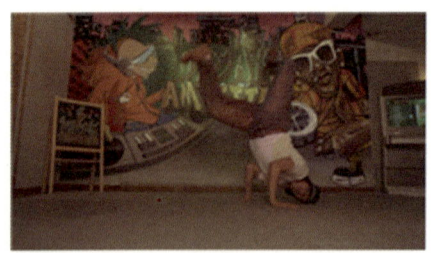

3. 왼손을 바닥에 내려준다.

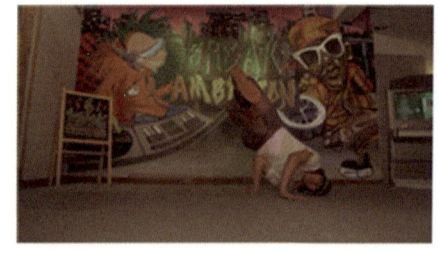

4. 왼 다리를 앞으로 펼쳐주고 오른다리를 뒤로 접어주며 왼쪽 옆구리를 왼팔에 올려 저공 파일럿 프리즈를 만들어준다.

Variation cross step

베리에이션 크로스 스텝   *QR코드를 스캔하시면 동영상이 재생됩니다

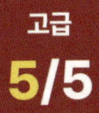

핸드폰 진동모드 on

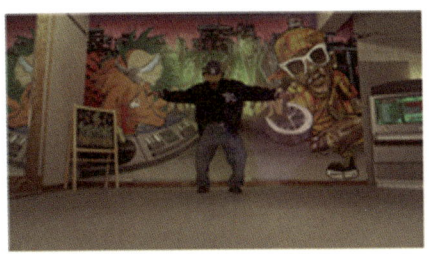

1. 상체를 앞으로 45도 기울인 채 양 무릎을 벌린다.

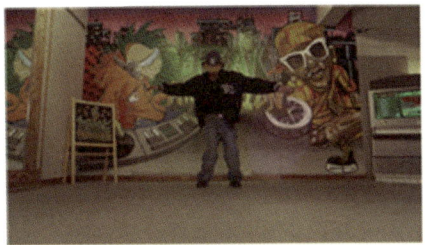

2. 상체를 앞으로 45도 기울인 채 양 무릎이 닫힌다.

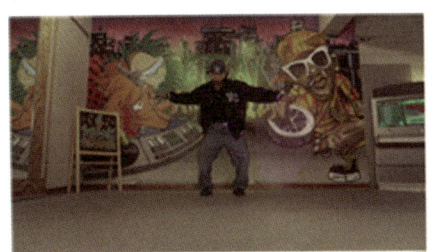

3. 상체를 앞으로 45도 기울인 채 양 무릎을 벌린다.

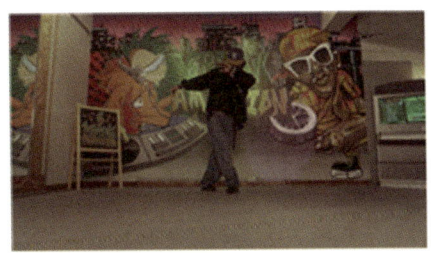

4. 점프하면서 오른 다리를 앞으로보내고 양다리를 교차한다. 이때 상체는 왼쪽으로 기울인다.

L
E
V
E
L

61

5~6년 전, 주변 사람들이 하나 둘 브레이킹을 떠나고
혼자 남아 연습하던 시절이 가장 힘들었어요.
방향을 잃고, 어떤 목표로 춤을 춰야 할지 몰랐던 그때는
매일 매일 장시간 연습만 하며 하루를 보냈어요.
혼자라는 느낌과 동기부여가 사라진 상태에서 버티던 시간이
가장 힘들게 남아 있어요.
그 버텼던 순간이 있기 때문에 지금의 내가 있는 것 같아요.

-TAZAKI-

2kick down back knee hook step

투킥 다운 백 니 후크 스텝

*QR코드를 스캔하시면 동영상이 재생됩니다

고급 1/5

멋있는 너의 탑락을 보여줘!

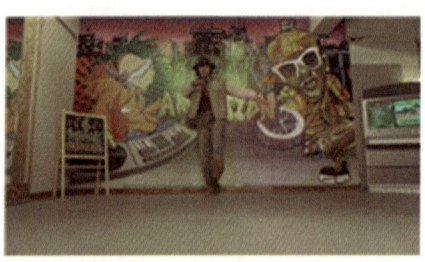

1. 점프하면서 왼발을 앞으로 펼치고 오른팔은 정면에 들어 올린다. 이때 상체 중심은 45도 뒤로 기울인다.

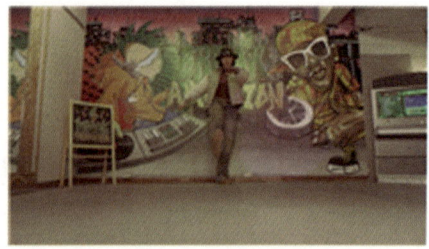

2. 점프하면서 오른발을 앞으로 펼치고 왼팔을 정면에 들어 올린다. 이때 상체 중심은 45도 뒤로 기울인다.

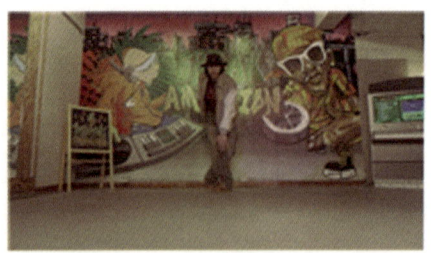

3. 오른발 위치로 왼발이 따라오면서 같이 내려놓고 두 다리가 교차한다. 이때 상체는 앞으로 45도 기울이며 손의 위치는 무릎과 같은 선상에 둔다.

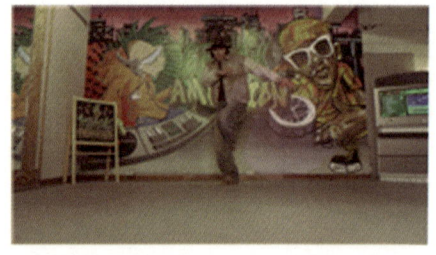

4. 왼발을 올리면서 오른 무릎 뒤에 걸고 상체를 정면으로 세운다. 이때 오른손을 가슴으로 올리고 왼팔을 왼쪽으로 들어 올린다.

2kick down back knee hook step

투킥 다운 백 니 후크 스텝

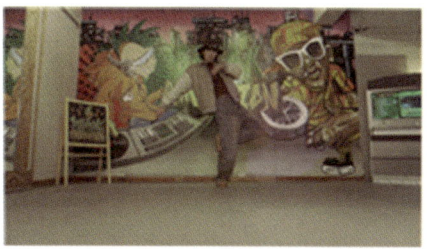

5. 오른 다리는 고정하고 상체와 왼 무릎을 왼쪽으로 틀어준다.

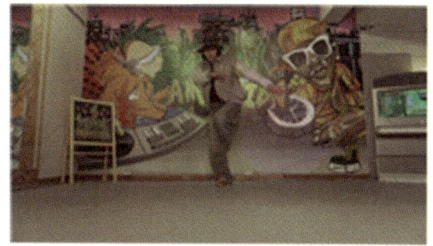

6. 상체와 왼 무릎을 오른쪽으로 틀어 주며 다시 정면을 바라본다.

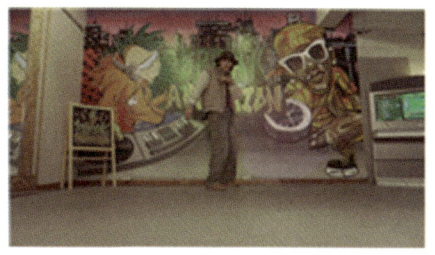

7. 왼쪽으로 상체를 틀면서 왼발을 왼쪽 대각선 뒤에 내려준다.

Coin drop to head spin

코인 드랍 투 헤드 스핀　　　　　　　*QR코드를 스캔하시면 동영상이 재생됩니다

고급 2/5　　골반의 반동을 이용하는 게 포인트!

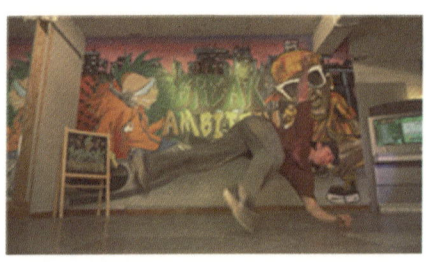

1. 코인 드랍을 한다. 이때 양다리를 접어준다.

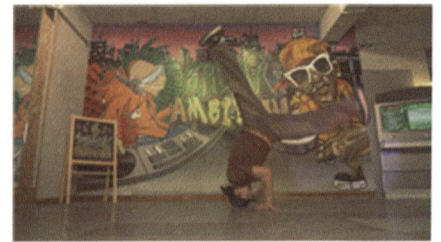

2. 양다리를 하늘로 올려주며 양손과 머리를 바닥에 내려 헤드 프리즈를 만들어준다.

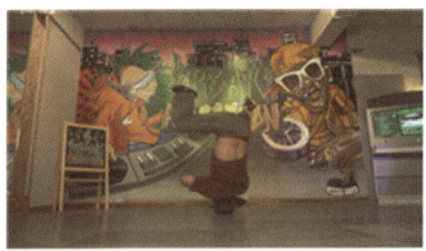

3. 양손으로 바닥을 왼쪽으로 밀어주며 양손과 두 다리를 모아 헤드스핀을 한다.

Coin drop to swipes

코인 드랍 투 스와입스   *QR코드를 스캔하시면 동영상이 재생됩니다

고급 3/5   시원시원한 너만의 파워 무브를 보여줘!

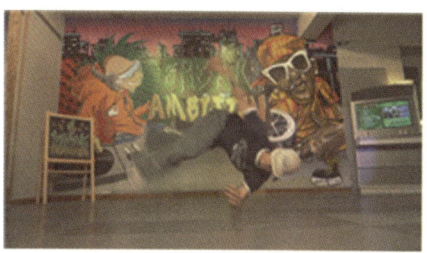

1. 코인 드랍을 한다. 이때 양다리를 접어준다.

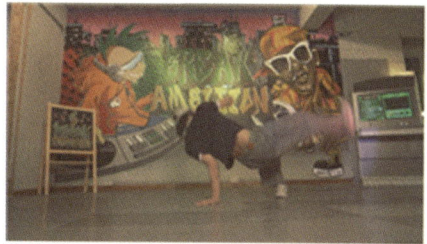

2. 몸을 튕겨 프리즈를 만들고 상체를 들어 접은 왼발을 바로 바닥에 내려준다.

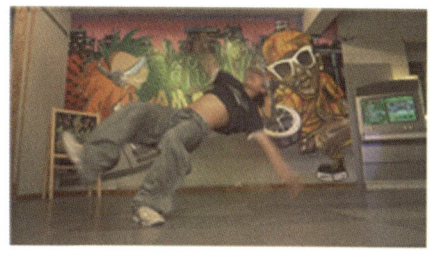

3. 오른 다리를 하늘로 올려주며 스와입스를 해준다.

Hook back

후크 백

*QR코드를 스캔하시면 동영상이 재생됩니다

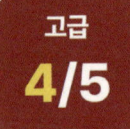

고급
4/5

풋워크 하다가 뒤로 가야 할 때 안성맞춤!

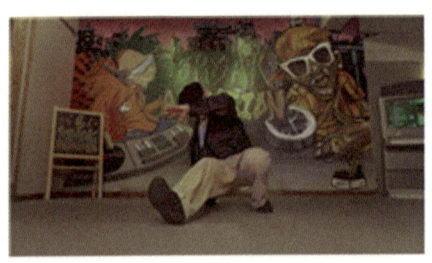

1. 식스 스텝 앞 자세에서 오른손을 짚고 오른 다리를 펴준다.

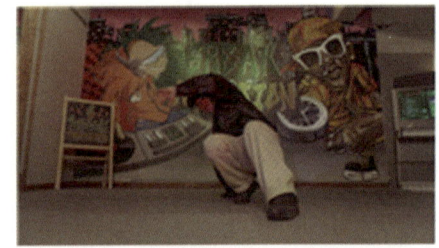

2. 오른 다리를 굽히며 안쪽으로 가져오고 왼 다리를 펴면서 앞으로 빼준다.

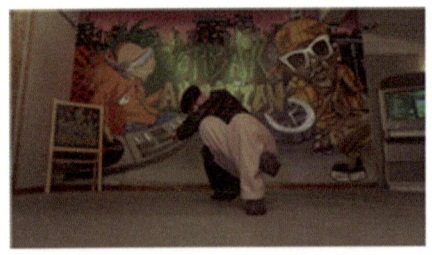

3. 오른발을 왼 무릎 뒤에 붙여준다.

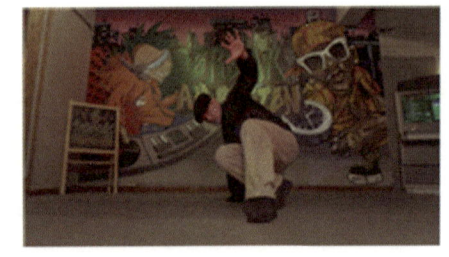

4. 오른발을 다시 땅으로 내린다.

Hook back

후크 백

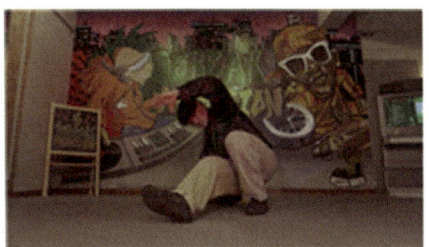

5. 오른발을 앞으로 펴준다.

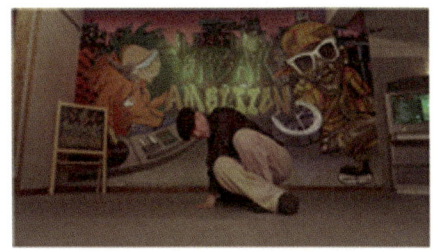

6. 왼손을 오른손 옆에 짚으면서 오른 다리를 왼발에 걸어준다.

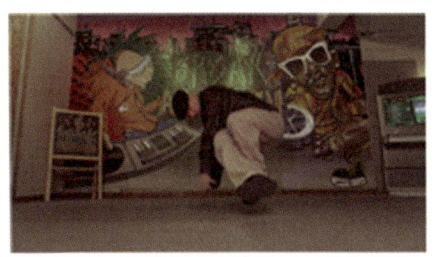

7. 그 자세를 유지한 채 점프하며 뒤로 이동한다.

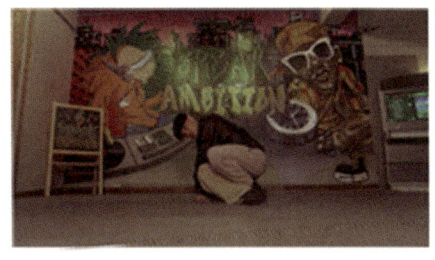

8. 그대로 착지한다. 7,8번을 두 번 더 반복해 준다.

Shoulder to chair freeze

숄더 투 체어 프리즈　　　　　　*QR코드를 스캔하시면 동영상이 재생됩니다

고급 5/5　프리즈에 영혼을 담아 만들어보자!

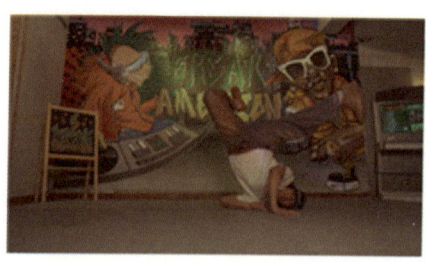

1. 숄더 나이키 프리즈를 만들어준다.

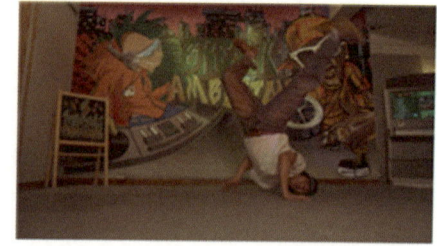

2. 양 다리를 하늘로 펼쳐준다. 이때 몸의 중심을 머리와 오른손으로 이동시키고 왼팔을 바닥에서 들어준다.

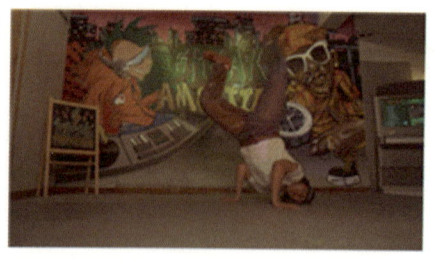

3. 왼손을 바닥에 내려준다.

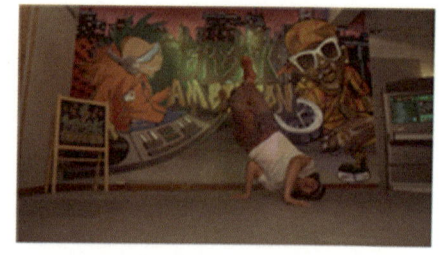

4. 오른 다리를 뒤로 접어주고 왼발을 오른 무릎 위에 올려준다.

Shoulder to chair freeze

숄더 투 체어 프리즈

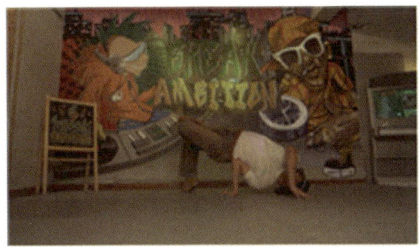

5. 왼쪽 옆구리를 왼팔에 올려준다.
이때 몸을 펼쳐 오른발을 뒤쪽에 내려
저공 체어 프리즈를 만들어준다.

L
E
V
E
L

62

마르티니크 섬에서 열린 배틀 행사가 떠오르네요.
처음으로 제 돈을 투자해 해외 배틀에 나갔던 순간이었어요.
결코 적지 않은 돈과 쉽지 않은 거리였지만, 그만큼 도전하고 싶었던 일이었죠.
마르티니크로 출발하는 순간부터 한국으로 돌아오는 순간까지,
단 한순간도 쉽지 않았던 기억이 납니다. 예상치 못한 일들이 연달아 생겨났지만,
함께 갔던 팀의 형과 서로 의지하며 하나씩 극복해 나갔어요.
힘든 만큼 아니, 그 이상으로 많은 좋은 추억을 쌓았고,
처음으로 해외 댄서들과 교류하며 이야기를 나누고, 함께 춤추고, 즐기는 시간을 보냈어요.
좋아하는 춤과 좋아하는 사람들이 있었기에 모든 순간이 더 소중했고,
고생한 만큼 값진 경험과 추억으로 남았어요.
그래서 지금도 그때의 시간이 생생하게 기억납니다.

-SOAR-

Air fake step

에어 페이크 스텝

*QR코드를 스캔하시면 동영상이 재생됩니다

고급 1/5

페이크 스텝을 수영장에서 하면 인기쟁이!

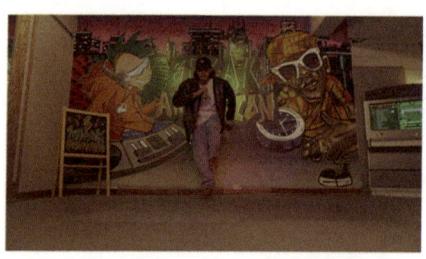

1. 왼 무릎을 90도 들고 상체를 45도 앞으로 기울여 오른손을 가슴까지 올려준다.

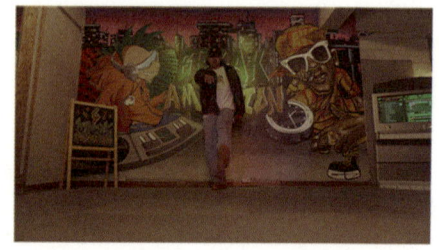

2. 왼 무릎을 펼치며 오른 다리를 조금 뒤로 점프하여 착지한다. 이때 상체를 45도 뒤로 기울이고 오른손도 앞으로 펼쳐준다.

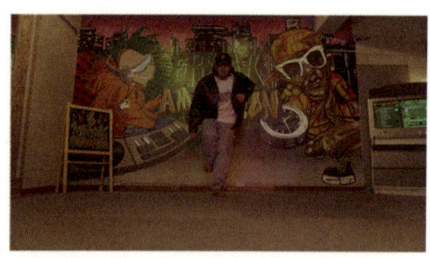

3. 오른 무릎을 90도 들고 상체를 45도 앞으로 기울인다. 이때 왼손을 가슴까지 올려준다.

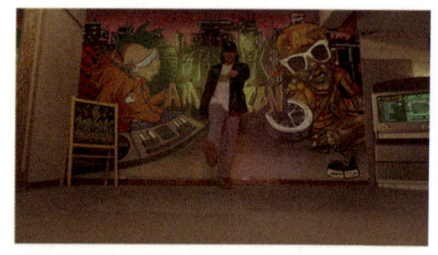

4. 오른 무릎을 펼치며 왼쪽 다리를 조금 뒤로 점프하여 착지한다. 이때 상체를 45도 뒤로 기울이고 왼손은 앞으로 펼쳐준다.

Air fake step

에어 페이크 스텝

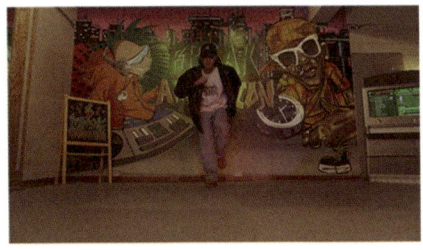

5. 왼 무릎을 90도 들고 상체를 45도 앞으로 기울인다. 이때 오른손을 가슴까지 올려준다.

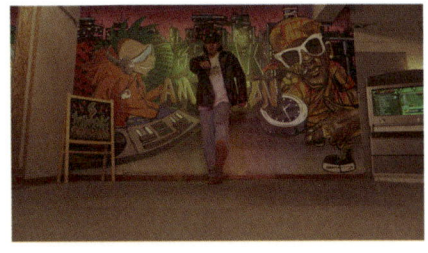

6. 왼 무릎을 펼치며 오른 다리를 조금 뒤로 점프하여 착지한다. 이때 상체를 45도 뒤로 기울이고 오른손도 앞으로 펼쳐준다.

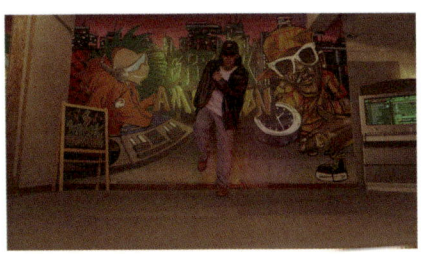

7. 오른 무릎을 90도 들고 상체를 왼쪽 옆으로 15도 기울인다. 이때 왼손은 가슴까지 올려준다.

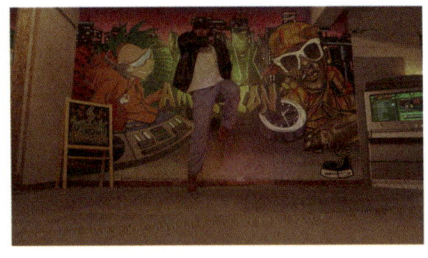

8. 왼 다리로 바닥을 밀어 점프한다. 이때 오른발 앞꿈치로 땅을 터치하며 왼 무릎을 접는다.

Air fake step

에어 페이크 스텝

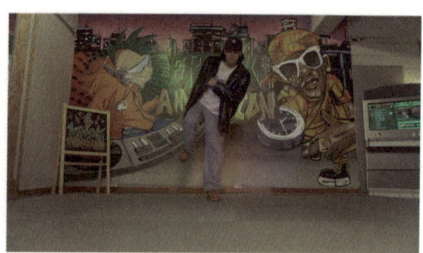

9. 오른 무릎을 90도 들어 왼 다리로 착지한다. 이때 상체를 왼쪽 대각선으로 45도 기울인다.

Baby to bridge freeze

베이비 투 브릿지 프리즈

*QR코드를 스캔하시면 동영상이 재생됩니다

고급 2/5

기지개를 켜듯이 쭈욱 올려봐!

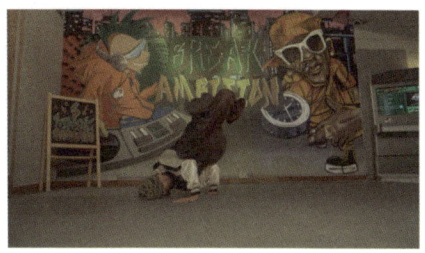

1. 오픈 베이비 프리즈를 만든다.

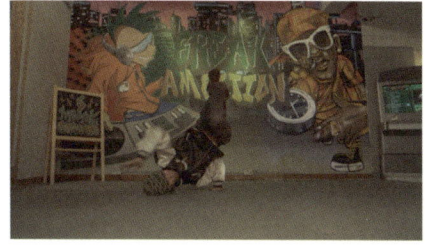

2. 왼 다리를 뒤로 들어주며 오른발을 왼 무릎에 올려준다. 이때 왼손도 들어 준다.

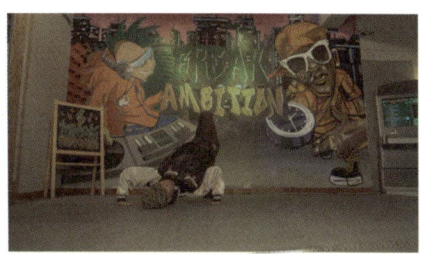

3. 왼손을 머리 뒤쪽 오른손과 같은 선상에 내려주며 왼발을 뒤에 내려놓는다.

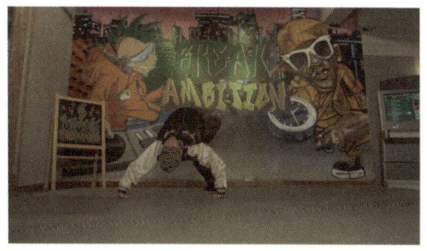

4. 양팔과 왼 다리를 이용해 몸을 들어 주며 몸의 중심을 양손과 왼발로 이동시켜 브릿지를 만들어준다.

Coin drop to head drill

코인 드랍 투 헤드 드릴   *QR코드를 스캔하시면 동영상이 재생됩니다

고급
3/5

바닥 뚫어본 적 있어?

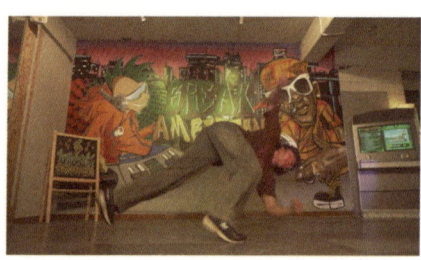

1. 코인 드랍을 한다. 이때 양다리를 접어준다.

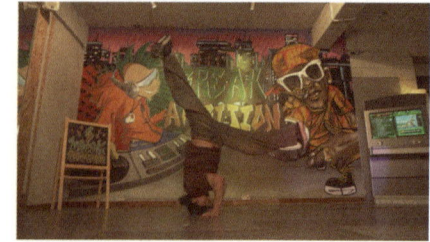

2. 양다리를 하늘로 올려주며 양손과 머리를 바닥에 내려 헤드 프리즈를 만들어준다.

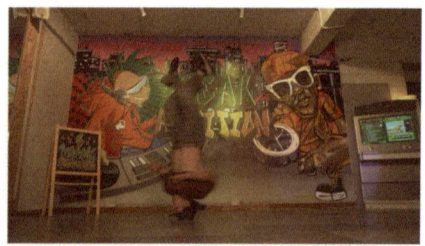

3. 두 다리와 양팔을 완전히 모아 헤드 드릴을 한다.

Cricket to swipes

클리켓 투 스와입스

*QR코드를 스캔하시면 동영상이 재생됩니다

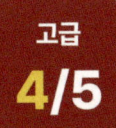
고급 4/5

네덜란드 풍차가 있다면 우리에겐 이 동작이 있어!

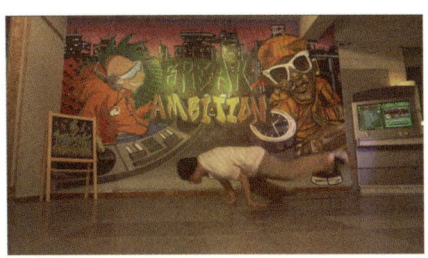

1. 클리켓을 한다. 마지막 바퀴에서 양다리로 반동을 주며 몸을 오른쪽으로 돌려준다.

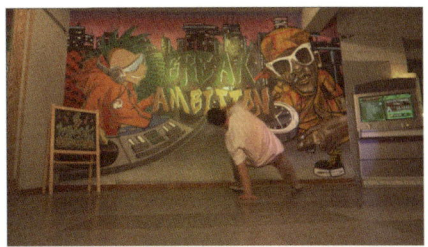

2. 프리즈에서 두 발로 원을 그리며 상체를 들어준다. 이때 몸은 하늘을 향해 들어주고 왼발을 바닥에 내린다.

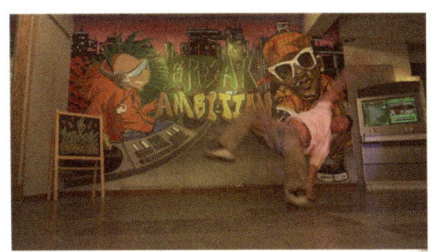

3. 오른발을 하늘로 올려주며 스와입스를 한다.

Root step

루트 스텝

*QR코드를 스캔하시면 동영상이 재생됩니다

고급 5/5

뿌리가 뻗어나가듯이 움직여봐!

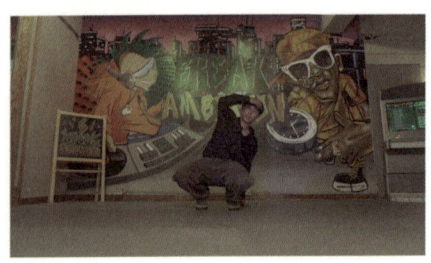

1. 식스 스텝 앞 자세를 잡아준다.

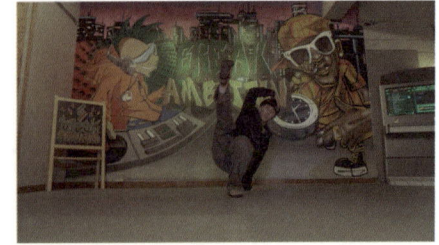

2. 오른 다리를 오른쪽 방향으로 뻗어주고 그대로 정면 90도까지 올린다.

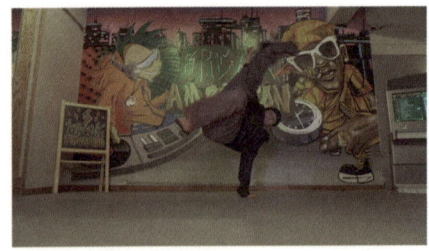

3. 오른발을 왼쪽으로 보내면서 왼발로 점프를 해준다.

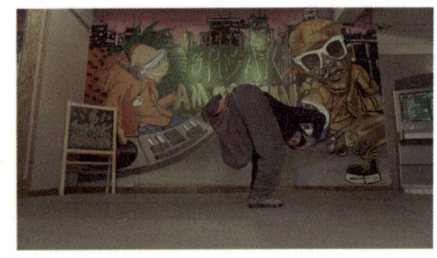

4. 오른발로 왼쪽 땅을 짚어준다. 이때 왼 다리는 뒤로 올려준다.

Root step

루트 스텝

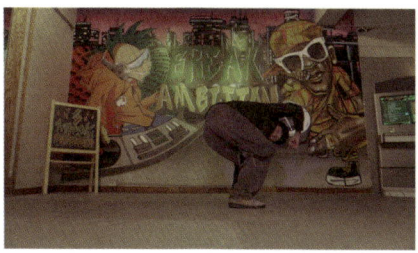

5. 왼쪽 발목을 오른쪽 무릎 뒤에 걸어준다.

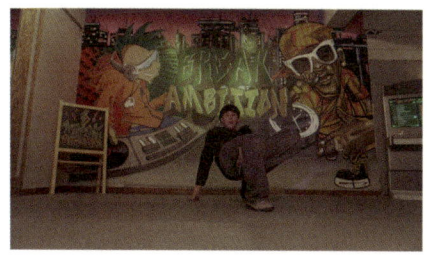

6. 오른손을 오른쪽 바닥에 짚는다.

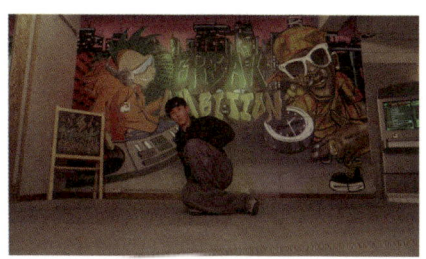

7. 오른 무릎을 오른쪽 방향으로 돌리면서 왼발을 오른쪽 땅에 짚는다. 이때 왼손을 바닥에서 떼어준다.

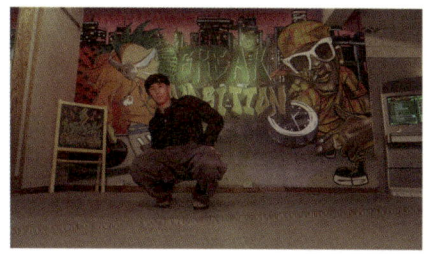

8. 오른 다리를 펴고 손 쪽에 오른발을 짚어 식스 스텝 앞 자세를 잡아준다.

L
E
V
E
L

63

춤추며 인생이 바뀐 순간은
브레이크 엠비션이라는 팀에 들어온 때라고 생각해요.
그 전까지는 제 춤이 실패라고 느껴졌지만,
팀에 합류한 후에는 그게 실패가 아니라
새로운 길이라는 것을 깨닫게 되었어요.
덕분에 제 춤에 대한 사랑이 더욱 깊어졌어요.
이 경험은 제 인생에 큰 전환점을 가져다주었고,
이제는 춤을 통해 더 많은 것을 배우고 성장할 수 있게 되었어요.

-KURO-

Baby to head-elbow freeze

베이비 투 헤드-엘보우 프리즈

*QR코드를 스캔하시면 동영상이 재생됩니다.

고급 1/5

너의 모든 힘을 이용해서 보여줘!

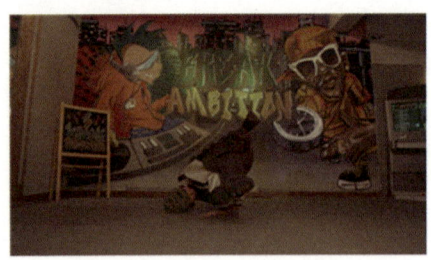

1. 베이비 건 프리즈를 잡아준다.

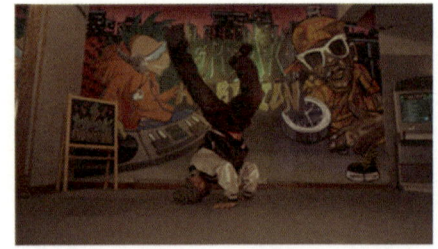

2. 왼 다리를 하늘로 펼쳐주고 오른 다리도 따라서 하늘로 펼쳐준다. 이때 오른손을 밀면서 무게중심을 머리와 왼손으로 이동한다.

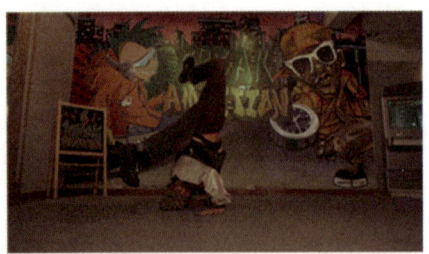

3. 오른손을 들어주고 오른 팔꿈치를 바닥에 내려준다. 이때 왼 다리를 몸의 왼쪽으로 90도 기울여 엘보 나이키 프리즈를 만든다.

Coin drop to cricket

코인 드랍 투 클리켓

*QR코드를 스캔하시면 동영상이 재생됩니다

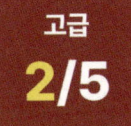

다리가 끌리더라도 계속 시도해 봐!

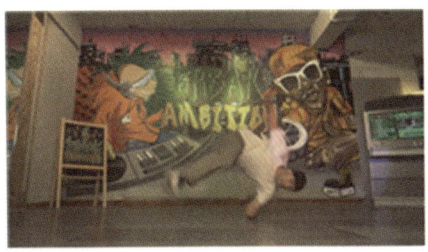

1. 코인 드랍을 한다. 이때 양다리를 접어준다.

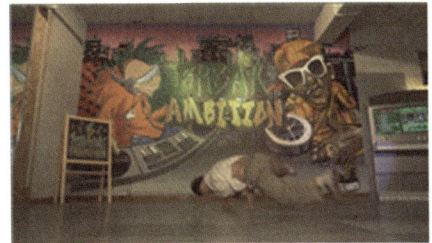

2. 몸을 오른쪽으로 틀어준 뒤 두 다리를 벌려 프리즈를 잡는다.

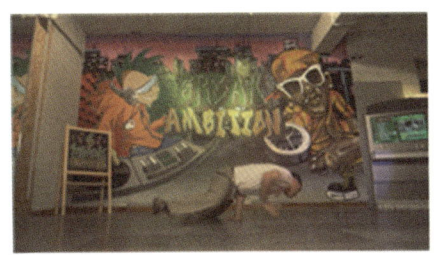

3. 바로 오른손을 바닥에 내려주며 클리켓을 한다.

Flare to head drill

플레어 투 헤드 드릴 　　　　　　　　　*QR코드를 스캔하시면 동영상이 재생됩니다

고급 3/5

다리를 끝까지 모아줘!!

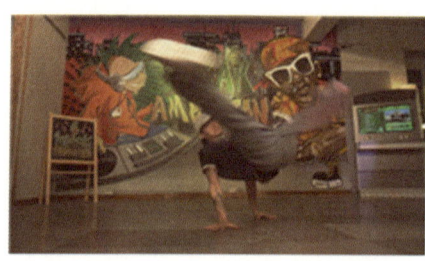

1. 플레어를 한다. 이때 왼 다리를 왼쪽 하늘로 올려준다.

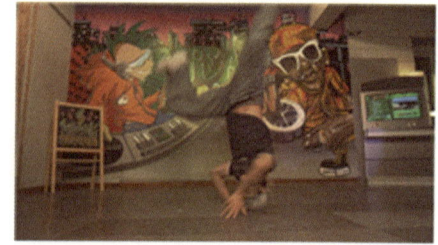

2. 왼손은 바닥에 내려주며 상체를 숙여 머리를 바닥에 내려준다. 이때 오른 다리를 하늘로 올려준다.

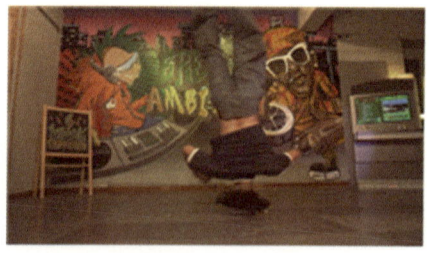

3. 양으로 바닥을 밀어주며 두 손을 모으고 다리를 완전히 모아 헤드 드릴을 한다.

Front head cross drop go-down

프론트 헤드 크로스 드랍 고-다운   *QR코드를 스캔하시면 동영상이 재생됩니다

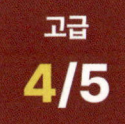

고급 4/5

손을 교차하면서 이동할 때 다리를 접는 게 포인트!

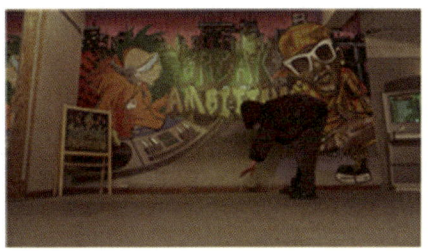

1. 허리를 90도로 앞으로 숙이면서 왼손으로 오른쪽 대각선 바닥을 짚을 준비를 한다.

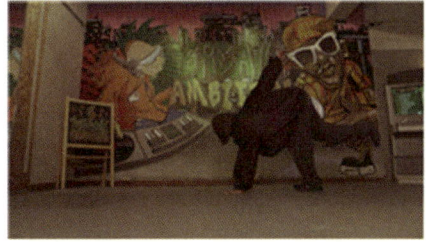

2. 오른쪽 대각선으로 이동하면서 바닥에 왼손을 짚고 오른 다리를 몸의 뒤쪽으로 들어 준다.

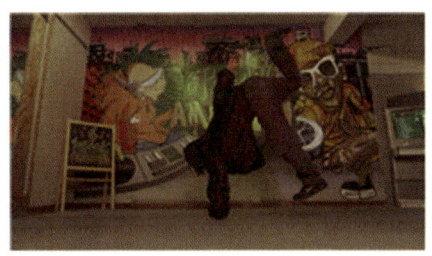

3. 오른 다리를 하늘로 접어주며 왼 다리로 점프를 한다. 이때 몸의 중심을 오른손 쪽으로 이동한다.

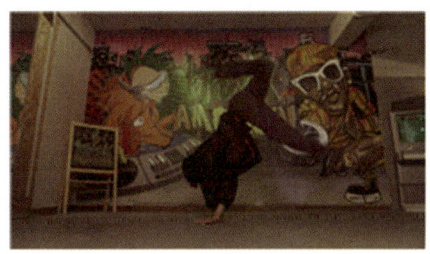

4. 공중에서 오른손으로 왼손 아래 바닥을 짚어준다. 이때 몸의 중심을 양손으로 이동한다.

Front head cross drop go-down

프론트 헤드 크로스 드랍 고-다운

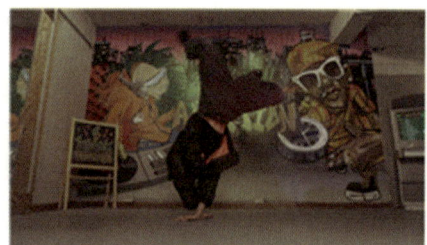

5. 오른 다리를 유지한 채 왼 다리도 하늘로 접어준다.

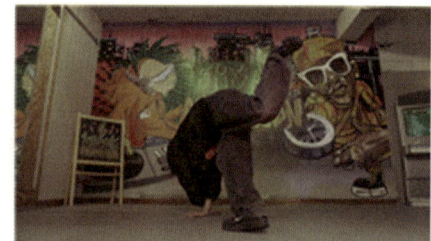

6. 왼 다리를 접은 채로 유지하고 오른발을 정면에 내려놓는다.

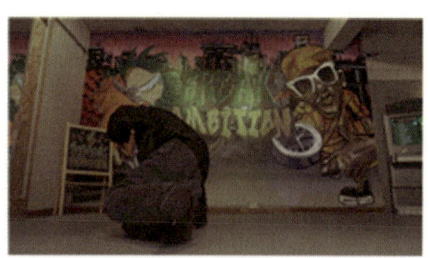

7. 오른쪽 정강이를 대고 왼 다리도 접은 상태로 같이 내려놓는다.

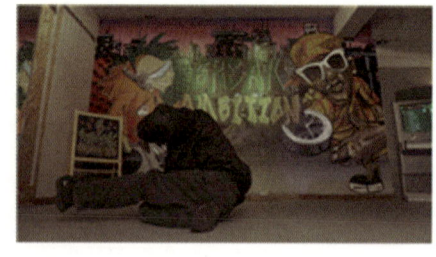

8. 왼 다리를 몸의 앞쪽으로 펼치면서 오른쪽 허벅지 옆까지 내려놓는다.

Front head cross drop go-down

프론트 헤드 크로스 드랍 고-다운

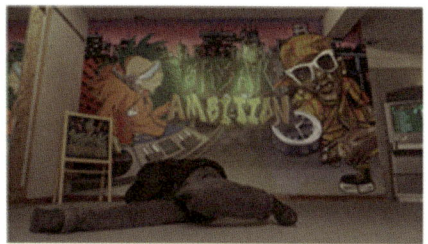

9. 오른 다리를 펼치면서 왼 다리를 몸의 뒤쪽으로 접는다. 이때 상체를 바닥에 내려준다.

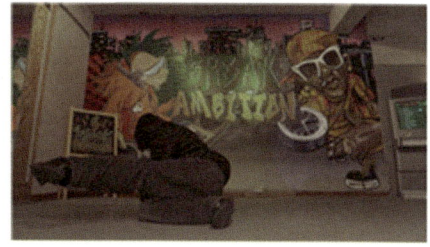

10. 양 팔로 상체를 들어주고 왼다리를 몸의 앞쪽으로 펼치며 오른 다리를 몸의 뒤쪽으로 접어준다.

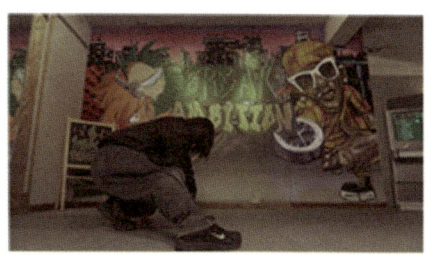

11. 상체를 오른쪽으로 돌려주며 오른 다리를 펼쳐 오른쪽으로 제자리 줄 루스핀 한 바퀴를 한다.

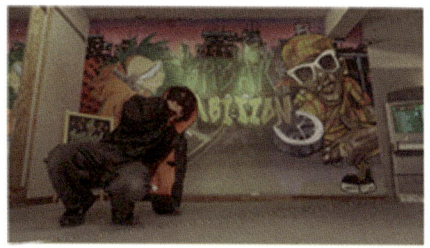

12. 오른 다리를 접으며 식스 스텝 앞 자세를 만든다.

Hook compass

후크 컴퍼스

*QR코드를 스캔하시면 동영상이 재생됩니다

고급 5/5

자기만의 모자를 쓰면 재미가 2배!

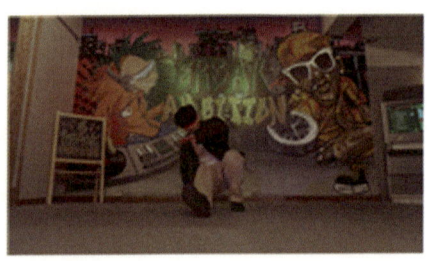

1. 오른발이 더 들어오게 앉은 자세에서 오른손을 짚고 오른발을 앞으로 펼쳐준다.

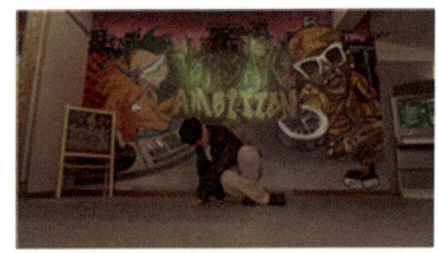

2. 왼손을 짚으며 오른 다리를 왼발에 걸어준다.

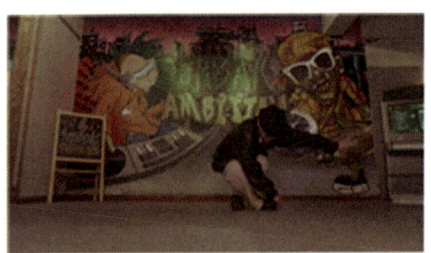

3. 왼손을 왼쪽으로 보내고 오른손으로 오른발을 잡아준다.

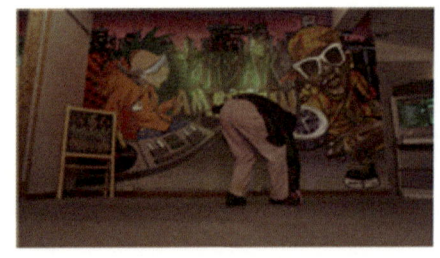

4. 오른발을 잡은 상태로 왼발을 펴면서 왼쪽으로 몸을 틀어준다.

Hook compass

후크 컴퍼스

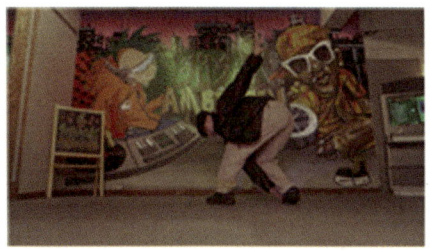 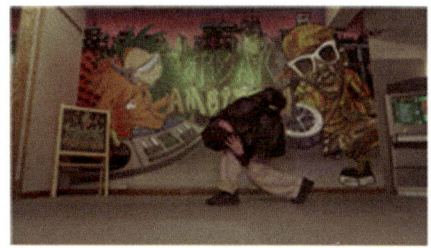

5. 오른쪽을 바라볼 때 멈춰준다.

6. 잡고 있던 오른발을 놓고 오른손을 다리 사이로 넣어 머리를 잡아준다.

LEVEL

64

> 제일 기억에 남는 배틀은
> 아무래도 24년도에 나간 일본 로컬 잼 배틀인 것 같아요.
> 팀으로서 그동안 갈고닦은
> 자신만의 스타일을 제대로 보여주기도 했고,
> 해외에서 다른 사람들도 많이 인정해주었기 때문에
> 우리의 노력이 헛되지 않았구나라는
> 생각이 가장 많이 들었던 것 같아요.
> 그리고 일본 오사카를 주름잡고 있는 팀이 있는데,
> 2년 전에 결승에서 만나서 지고 2등을 했었는데
> 이번에도 만나서 톡톡히 리벤지를 했다고 생각이 들어 기분도 좋았어요.
>
> -INHOOK-

Baby to head freeze

베이비 투 헤드 프리즈

*QR코드를 스캔하시면 동영상이 재생됩니다

고급 1/5

프리즈끼리 다리 모양을 맞춰서 하는 것도 하나의 재미이지!

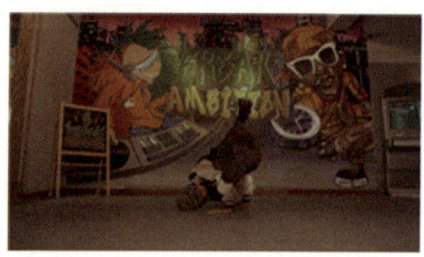

1. 베이비 건 프리즈를 잡아준다.

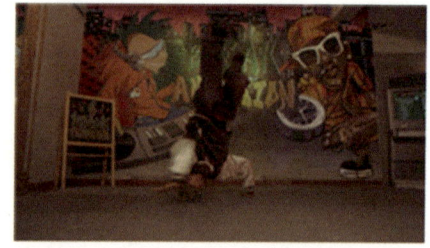

2. 왼 다리를 하늘로 펼쳐 뒤로 접고 양다리를 하늘로 펼쳐준다. 이때 오른손으로 바닥을 밀며 무게 중심을 머리로 이동하고 왼손을 바닥에서 들어준다.

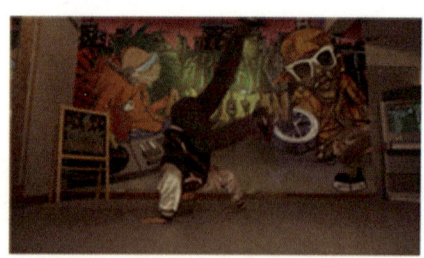

3. 오른 다리를 하늘로 펼쳐주며 왼 다리를 앞으로 펼쳐준다. 이때 왼손을 머리 왼쪽 오른손과 동일선상에 내려준다.

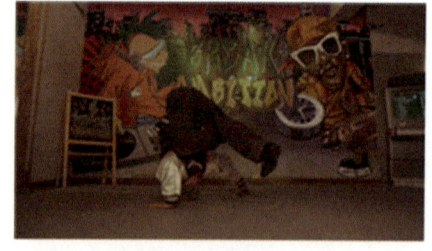

4. 몸의 중심을 머리로 이동하고 몸을 접으며 오른 다리를 90도 내리고 왼 다리를 접어 오른 무릎 위에 올려 헤드 건 프리즈를 만들어준다.

Drag step

드래그 스텝

*QR코드를 스캔하시면 동영상이 재생됩니다

고급 2/5

손은 그대로 두고 다리를 가져오는 게 포인트!

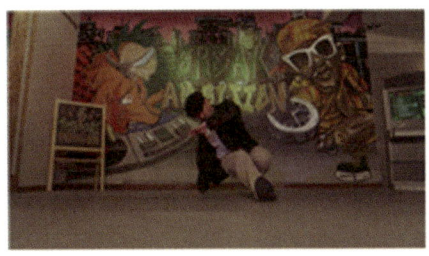

1. 오른 무릎을 몸에 가까이 짚고 앉은 자세에서 오른손을 짚고 오른 다리를 펴준다.

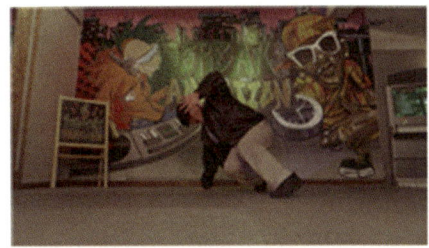

2. 오른발은 몸 안쪽으로 들어오고 왼발은 교차하면서 앞으로 내민다.

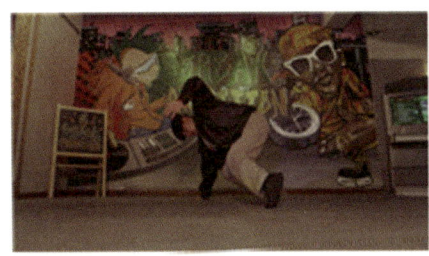

3. 양발의 앞꿈치를 세워서 오른쪽으로 끈다.

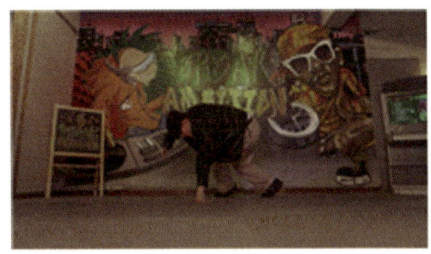

4. 왼손을 대고 왼발로 오른발 앞을 짚는다.

Drag step

드래그 스텝

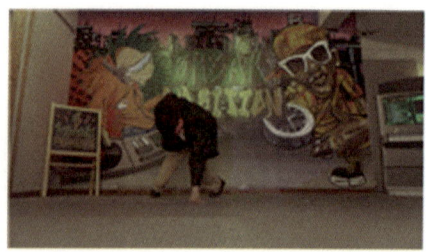 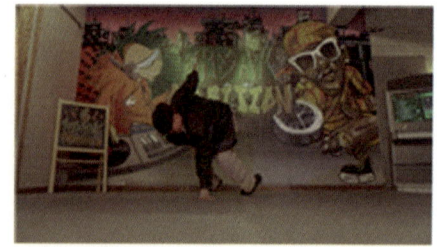

5. 오른발도 왼발 앞쪽으로 짚어준다. 6. 양발의 앞꿈치를 세워서 왼쪽으로 끌어온다.

Kick out cross step

킥 아웃 크로스 스텝

*QR코드를 스캔하시면 동영상이 재생됩니다

고급
3/5

상체를 점점 기울이면서 하는 게 더 멋있을 거야!

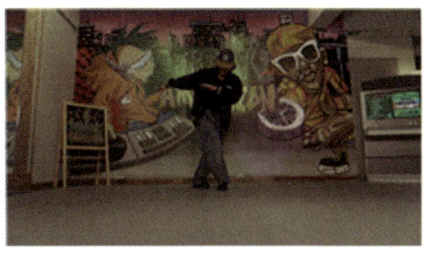

1. 점프하면서 양발을 서로 크로스 하여 오른발을 앞에 짚는다. 이때 몸을 왼쪽으로 기울인다.

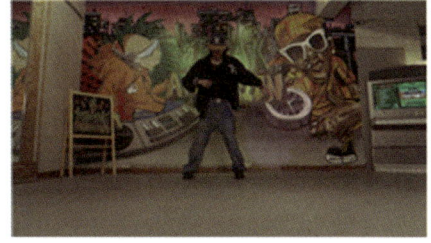

2. 점프하면서 양발을 어깨너비만큼 벌린다.

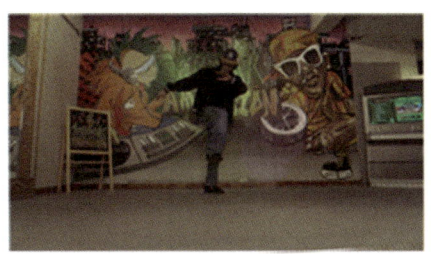

3. 오른 다리를 왼쪽 대각선 방향으로 90도로 접어 올리며 왼 다리를 오른쪽 대각선 뒤로 같이 이동시킨다. 이때 상체를 왼쪽으로 틀어준다.

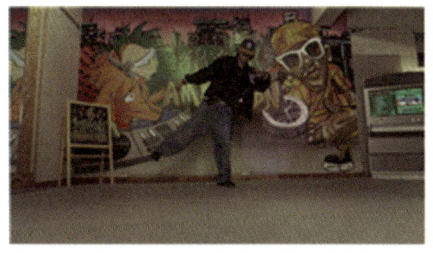

4. 왼 다리로 점프하고 오른 다리를 오른쪽으로 펼친다. 이때 상체 중심은 왼쪽으로 이동한다.

Reverse halo to head drill

리버스 헤일로우 투 헤드 드릴　　　　　*QR코드를 스캔하시면 동영상이 재생됩니다

고급 4/5　　주변에 사물이 없는지 확인해!

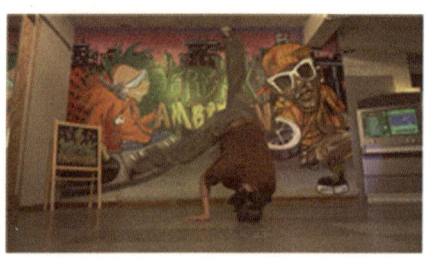

1. 리버스 헤일로우를 한다. 이후 원심력을 멈춰준다.

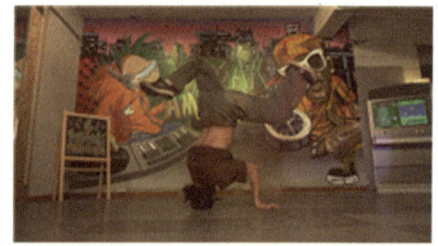

2. 두 다리를 바로 하늘로 올려주며 양 손으로 바닥을 밀어 헤드 프리즈를 만든다.

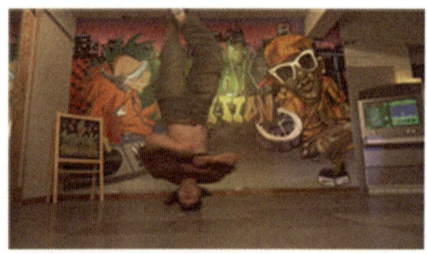

3. 양손으로 바닥을 밀어 두 다리를 교차하고 다리를 완전히 모아 헤드 드릴을 한다.

Reverse halo to swipes

리버스 헤일로우 투 스와입스 *QR코드를 스캔하시면 동영상이 재생됩니다

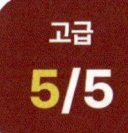

이걸 하면 코어에 힘을 키울 수 있을 거야!

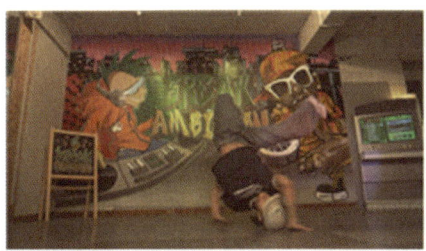

1. 리버스 헤일로우를 한다. 이후 오른 다리에 힘을 주며 원심력을 멈춰준다.

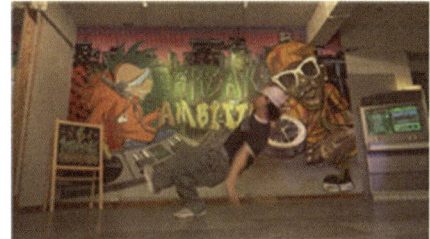

2. 바로 상체를 들어주며 왼발은 접은 상태를 유지하며 바닥에 내려놓는다.

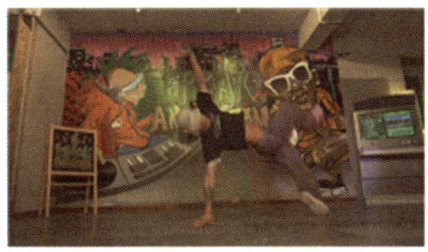

3. 오른 다리를 하늘로 올려주며 스와입스를 한다.

LEVEL

65

> 브레이킹이 시작된 곳인 미국 뉴욕에 갔던 경험은 정말 잊지 못할 추억이에요.
> 영어를 잘하지 못했지만, 춤이라는 공통된 언어로 서로 소통하고
> 몸짓으로 대화를 나누며 친구가 생겼던 시간이 정말 즐거웠습니다.
> 브레이킹이 탄생한 건물에 직접 가봤을 때는
> 내가 하고 있는 춤이 단순한 움직임이 아니라,
> 깊은 역사와 문화를 담고 있다는 걸 다시 한 번 느낄 수 있었어요.
> 그 순간은 춤을 사랑하는 사람으로서 정말 뜻깊었죠.
> 모든 게 너무 좋은 기억으로 남았지만,
> 한 가지 힘들었던 건 음식이었어요.
> 확실히 한식만큼 맛있는 음식은 없는 것 같아요.
>
> -COMET-

Head spin to flare

헤드 스핀 투 플레어　　　　　　　　　　*QR코드를 스캔하시면 동영상이 재생됩니다

고급 1/5

플레어를 찰 때 골반을 앞으로 밀어주기!

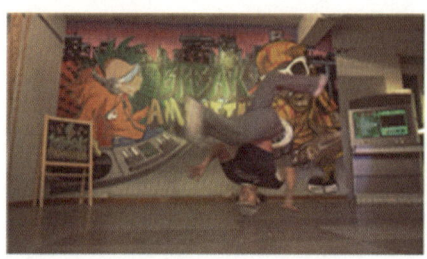

1. 헤드 스핀을 한다. 마지막 바퀴에서 상체를 오른쪽으로 틀어 다음 단계를 준비해준다.

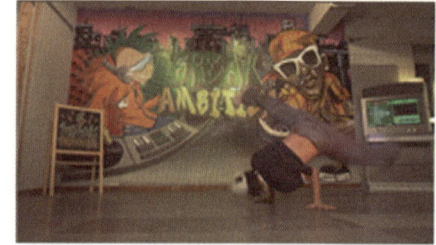

2. 프리즈를 잡아주고 이때 두 다리는 펼쳐진 상태로 45도를 만든다.

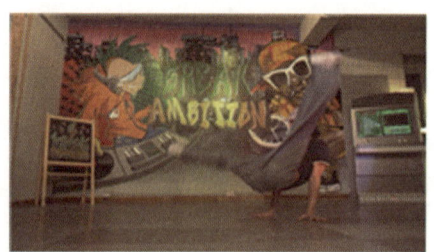

3. 몸의 정면을 향해 골반을 내밀며 플레어를 한다.

Inside switch

인사이드 스위치

*QR코드를 스캔하시면 동영상이 재생됩니다

고급 2/5

공중에서 교차를 확실하게 하는 것이 포인트!

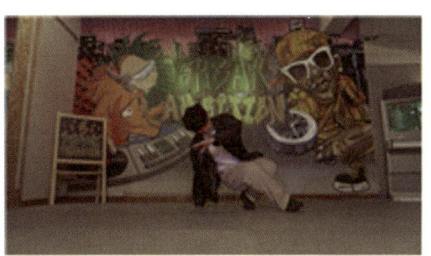

1. 식스 스텝 앞 자세에서 오른손을 짚고 왼쪽 대각선으로 오른발을 펴준다.

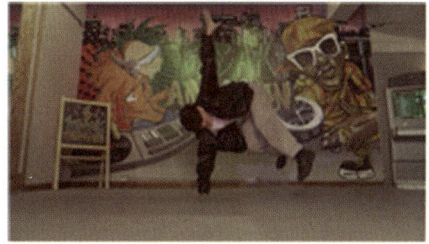

2. 두발을 교차하면서 점프해 준다.

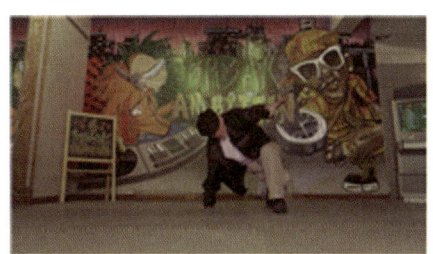

3. 왼 다리가 오른 다리를 바깥으로 교차하면서 감싸주면서 꼬는 자세를 만들며 착지한다.

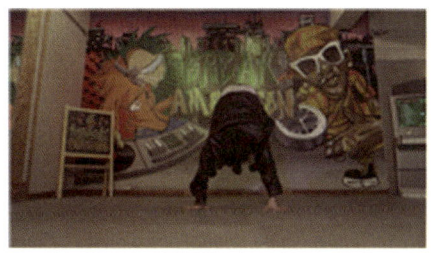

4. 다리가 꼬인 상태로 왼손을 짚은 후 오른쪽으로 양발을 바닥에서 띄워주며 이동한다.

Inside switch

인사이드 스위치

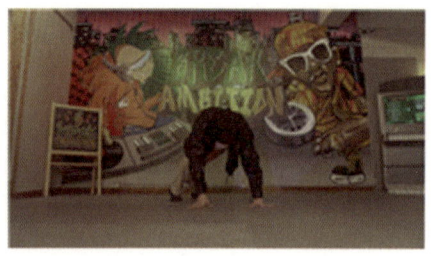

5. 다리가 꼬인 상태로 착지한다.

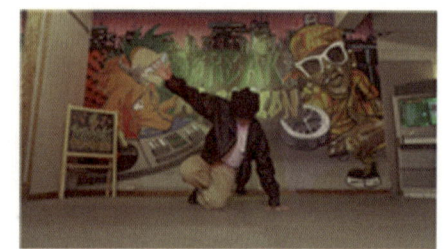

6. 오른손을 떼면서 오른쪽 발목을 왼쪽 무릎 뒤에 걸어준다.

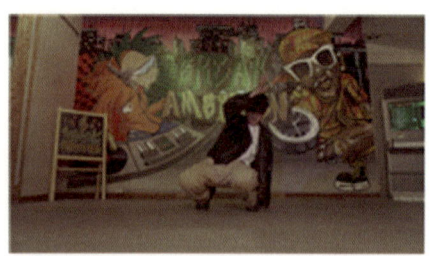

7. 왼 다리를 왼손 쪽으로 가져오면서 식스 스텝 앞 자세를 잡는다.

Shoulder to head-elbow freeze

숄더 투 헤드-엘보우 프리즈   *QR코드를 스캔하시면 동영상이 재생됩니다

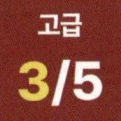

숄더에서 멋진 헤드 엘보우 프리즈를 보여줘!

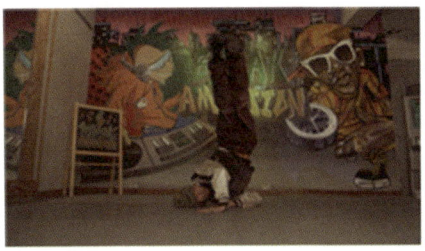

1. 폴 숄더 프리즈를 만들어준다.

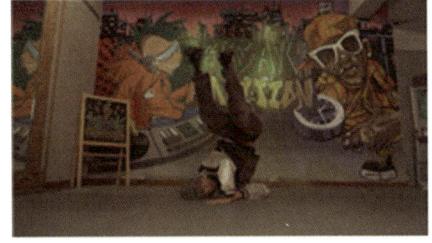

2. 양 다리를 접었다가 하늘로 펼쳐주며 반동을 만들어 준다.

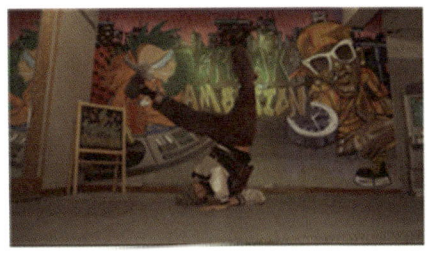

3. 왼 다리는 몸의 왼쪽으로 펼치고 오른 다리는 하늘로 펼쳐준다. 양손으로 땅을 밀어주며 무게 중심을 머리로 이동한다.

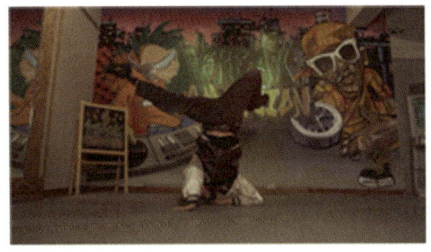

4. 오른 어깨를 바닥에서 들어주며 오른손을 머리 뒤쪽으로 이동하고 오른 팔꿈치를 땅에 내려준다. 이때 왼손을 머리 왼쪽 앞 45도 바닥으로 이동한다.

Shoulder to head-elbow freeze

숄더 투 헤드-엘보우 프리즈

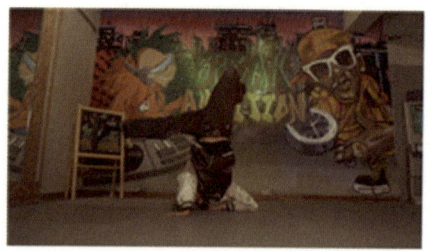

5. 왼 다리를 몸의 왼쪽으로 90도 기울이고 오른 다리를 몸의 뒤쪽으로 접어 엘보우 헤드 나이키 프리즈를 만들어 준다.

Side kick out twist indian step

사이드 킥 아웃 트위스트 인디언 스텝

*QR코드를 스캔하시면 동영상이 재생됩니다

고급 4/5

사방팔방으로 터지는 발차기!

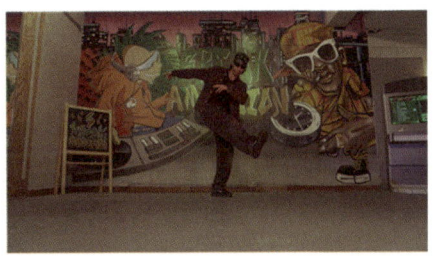

1. 오른 다리를 왼쪽 45도 앞에 펼치고 왼발은 오른쪽 45도 뒤로 이동한다. 이때 상체를 앞으로 45도 기울인다.

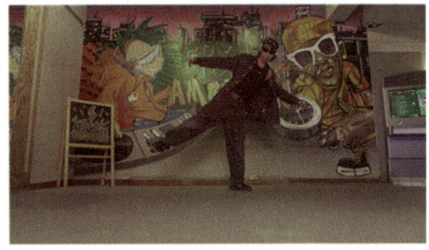

2. 오른 다리를 오른쪽으로 펼치며 무게 중심을 왼쪽 옆으로 이동한다. 이때 상체는 왼쪽으로 45도 기울인다.

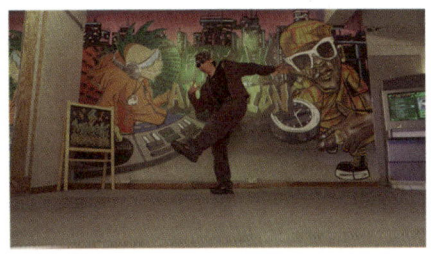

3. 왼 다리를 오른쪽 45도 앞에 펼치고 오른 다리는 왼쪽 45도 뒤로 이동한다. 이때 상체를 앞으로 45도 기울인다.

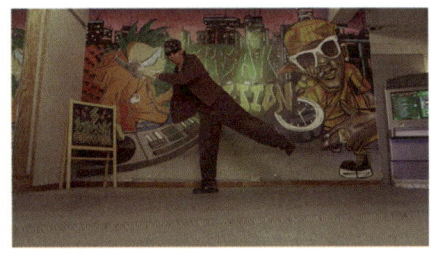

4. 왼 다리를 왼쪽으로 펼치며 무게 중심을 오른쪽 옆으로 이동한다. 이때 상체를 오른쪽 45도 기울인다.

Side kick out twist indian step

사이드 킥 아웃 트위스트 인디언 스텝

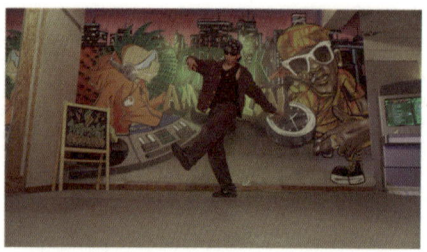 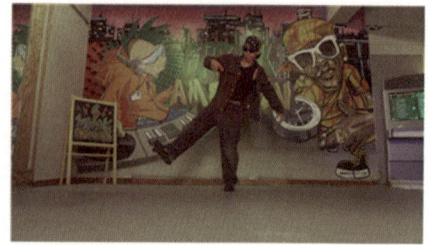

5. 왼 다리를 오른쪽 45도 앞에 펼치고 오른 다리는 왼쪽 45도 뒤로 이동한다. 이때 상체를 앞으로 45도 기울인다.

6. 오른 다리를 오른쪽 45도 앞으로 펼친다.

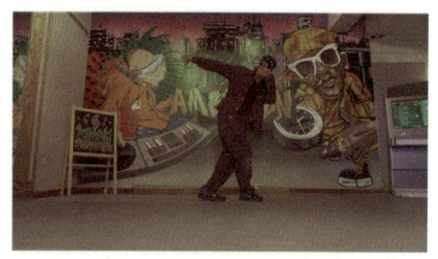 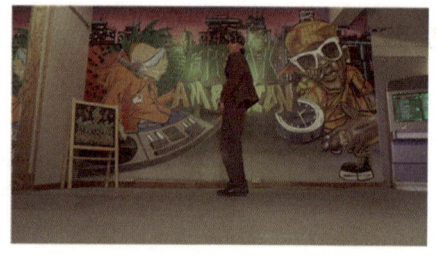

7. 오른 다리와 골반을 왼쪽으로 돌려주며 트위스트 인디언을 한다.

8. 몸을 왼쪽으로 180도 돌려주며 시선은 앞을 향한다.

Swipes to flare

스와입스 투 플레어

*QR코드를 스캔하시면 동영상이 재생됩니다

고급 5/5

플레어를 할 때는 사진 찍히기를 조심해!

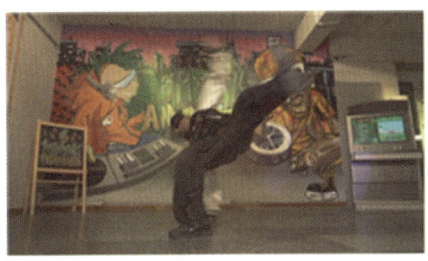

1. 스와입스를 한다. 이때 원심력을 강하게 만들어준다.

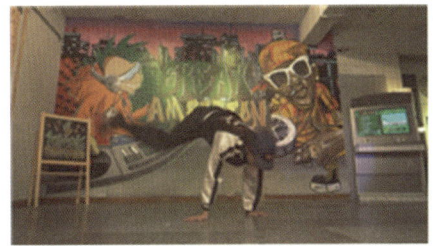

2. 두 손을 바닥에 내려주며 왼발을 몸의 왼쪽 뒤로 펼쳐주며 양 다리를 45도로 벌려준다.

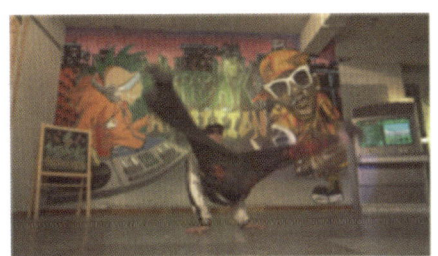

3. 이때 다리는 접지 않으며 그 상태로 정면을 향해 골반을 내밀어주어 플레어를 한다.

LEVEL

66

춤 추며 기쁜 순간은 완전 명료해요.
사람들과 함께 연습실에서 연습할 때가 가장 행복해요.
제가 지금도 무대에 서는 이유는 바로
사람들과 춤추기 위해서예요.
그리고 연습 중에 문득 깨닫는 사실에서 카타르시스를 느껴요.

-BEAST-

Jump back knee hook drop

점프 백 니 후크 드랍

*QR코드를 스캔하시면 동영상이 재생됩니다

고급
1/5

나비처럼 날아서 벌처럼 쏘아 보자!

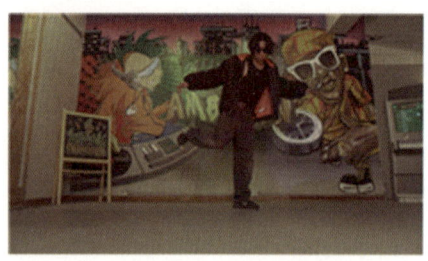

1. 오른 다리를 밖으로 접으면서 양팔을 들어 올린다.

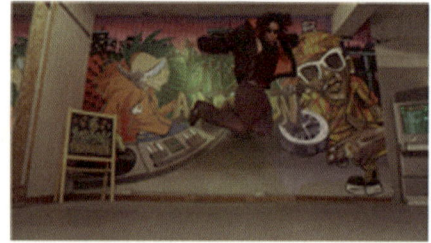

2. 점프를 하며 오른 무릎 뒤에 왼발을 올린다.

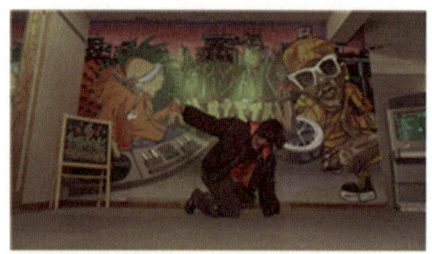

3. 떨어지면서 왼손으로 바닥을 짚고 그대로 니드랍한다.

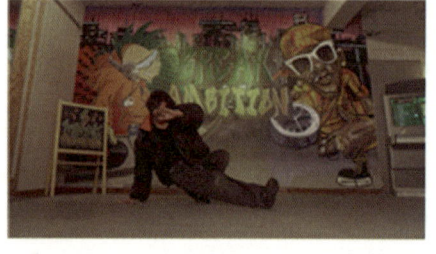

4. 오른손을 바닥에 짚으며 오른 다리를 대각선으로 펼친다.

Jump back knee hook drop

점프 백 니 후크 드랍

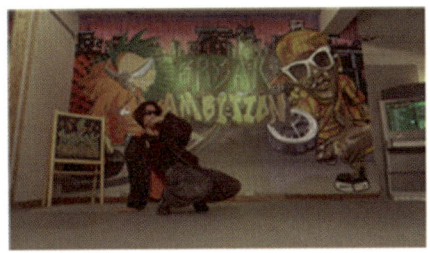

5. 식스 스텝 앞 자세로 만든다.

Jump rope

점프 로프

*QR코드를 스캔하시면 동영상이 재생됩니다

고급 2/5

다리를 공중에 고정시키는 게 포인트!

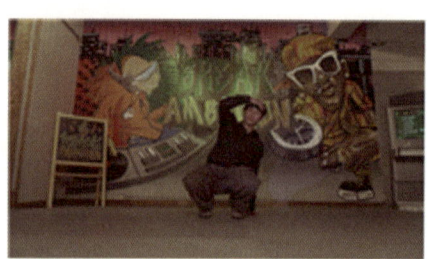

1. 식스 스텝 앞 자세를 잡아준다.

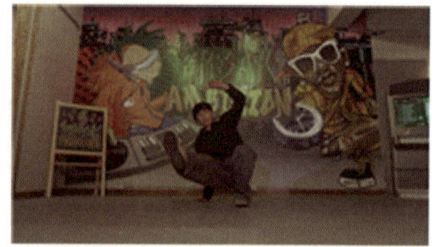

2. 왼손을 떼고 오른손을 짚으면서 오른발을 20도 높이로 들어준다.

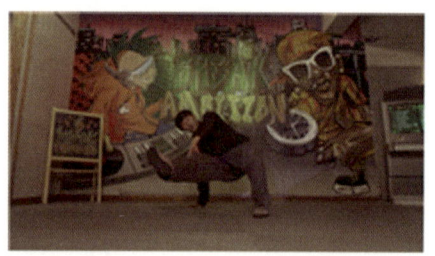

3. 왼손으로 오른 무릎을 잡아준다.

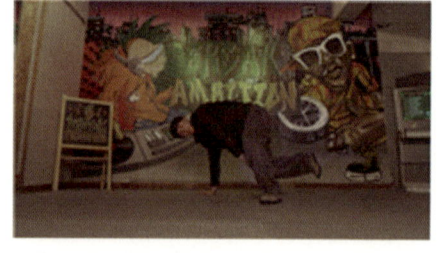

4. 오른발을 왼쪽 무릎 뒤로 지나게 하고 왼쪽으로 펴준다.

Jump rope

점프 로프

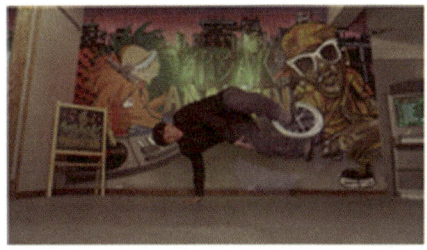

5. 오른발이 점프하면서 왼 다리가 위로 지나간다.

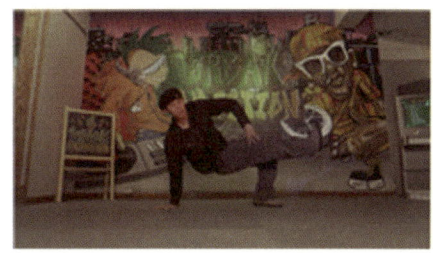

6. 오른 다리는 고정한 채로 왼발로 착지해준다.

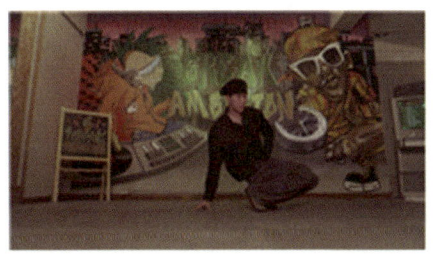

7. 잡고 있던 왼손을 놓고 오른발을 넣어주며 식스 스텝 앞 자세를 만들어 준다.

Shoulder to head freeze

솔더 투 헤드 프리즈

*QR코드를 스캔하시면 동영상이 재생됩니다

고급 3/5

여유 있으면 자다가 일어나서 해보는 걸로!

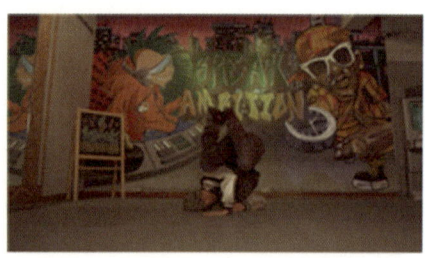

1. 숄더 베이비 프리즈를 만들어 준다.

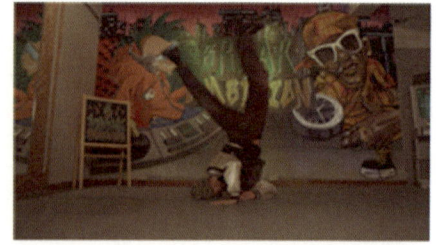

2. 양 다리를 하늘로 펼쳐주며 반동을 만들어준다. 이때 왼 다리는 몸의 왼쪽 45도 방향으로 펼쳐주고 오른다리는 하늘을 향해 펼쳐준다.

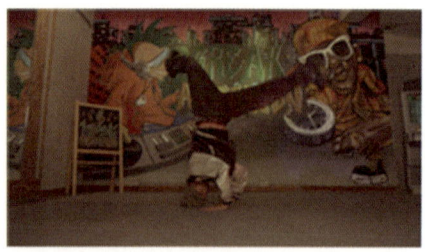

3. 양손으로 바닥을 밀며 무게중심을 머리와 왼손으로 이동하여 오른손을 바닥에서 들어주고 왼손과 동일 선상에 내려준다.

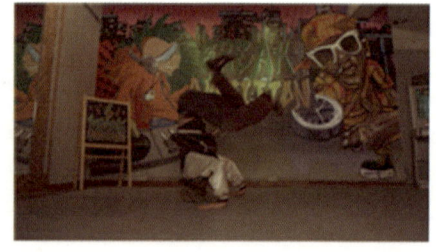

4. 왼 다리를 몸의 앞으로 90도 기울이고 오른 다리를 몸의 정면 45도로 펼쳐준다.

Shoulder to head freeze

숄더 투 헤드 프리즈

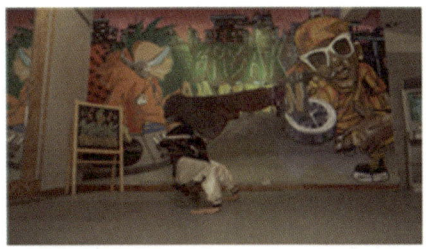

5. 왼 다리를 접어 오른 무릎 위에 올려주며 오른 다리를 몸의 정면 90도 기울여 헤드 건 프리즈를 만들어준다.

Windmill to head spin

윈드밀 투 헤드 스핀

고급
4/5

옆으로 밀어주면서 올라오는 것이 꿀팁!

*QR코드를 스캔하시면 동영상이 재생됩니다

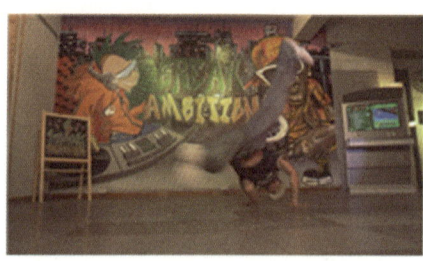

1. 윈드밀을 한다. 이때 양손을 이용하여 바닥을 오른쪽으로 밀어준다.

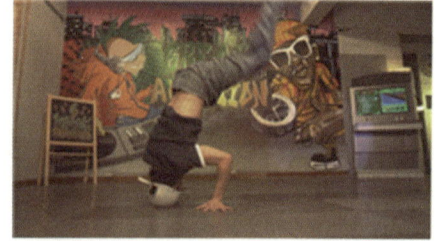

2. 두 다리를 공중으로 올려준다. 이때 허리를 공중으로 올려 머리와 두 손을 오른쪽으로 틀어주며 바닥에 내려 헤드프리즈를 만들어 준다.

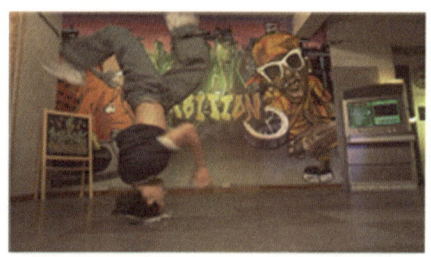

3. 양손으로 바닥을 밀어 헤드스핀을 한다.

Windmill to swipes

윈드밀 투 스와입스

*QR코드를 스캔하시면 동영상이 재생됩니다

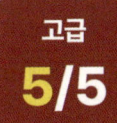

자연스럽게 2스텝을 밟아보는 건 어때?

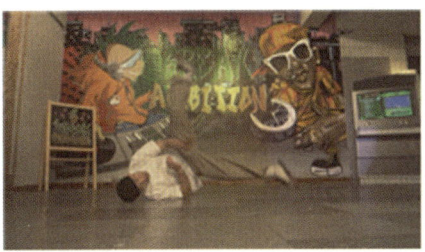

1. 윈드밀을 한다. 이때 양손으로 바닥을 오른쪽으로 밀어 옆으로 굴러준다.

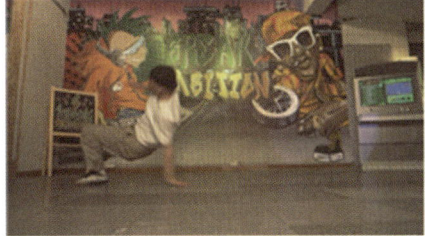

2. 두 손으로 상체를 들어 왼 다리를 바닥에 내려놓는다.

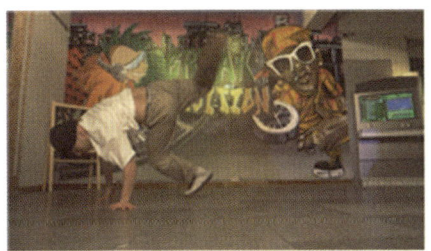

3. 오른 다리를 하늘로 올려주며 스와입스를 한다.

LEVEL

67

내가 나를 의심할 때, 정답을 찾으려 할 때는 마음이 가장 무거워요.
그 안에서 완벽함을 찾으려다 보면 오히려 스스로를 갉아먹게 되죠.
나를 믿어주는 사람들이 나 때문에 힘들어하는 것 같을 때도 큰 부담감을 느껴요.
그 믿음에 보답하지 못한다는 생각이 들면, 춤 자세가 부담스럽게 느껴질 때도 있어요.
또, 내가 팀의 발목을 잡고 있다는 생각이 들 때는 정말 괴로워요.
함께하는 팀원들에게 좋은 영향을 주고 싶은데,
그 반대라고 느낄 때는 자존감이 많이 흔들려요.
정답은 없지만 찾기 위해 노력할 뿐이에요.

-JERK-

CC side jump

씨씨 사이드 점프   *QR코드를 스캔하시면 동영상이 재생됩니다

고급 1/5

풋워크 할 때 점프하고 싶다면 이것을 사용해 봐!

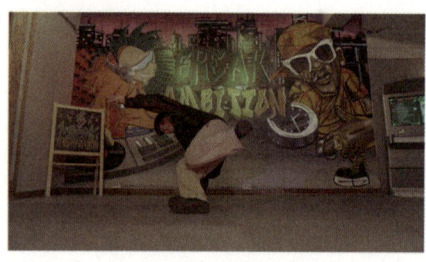

1. 식스 스텝 앞 자세에서 오른손을 짚고 오른 다리를 펴면서 왼발을 들어 씨씨를 해준다.

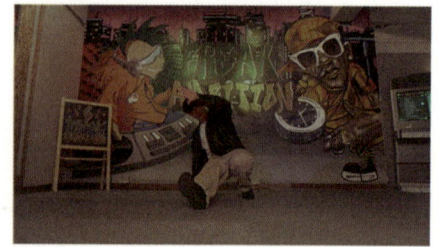

2. 왼 다리를 내려놓는다.

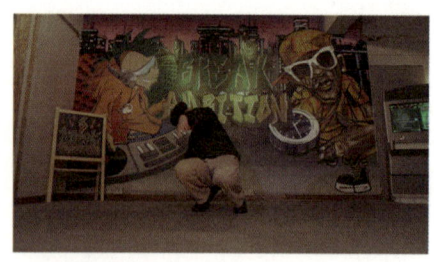

3. 오른 다리와 왼 다리를 앞뒤로 교차해 준다.

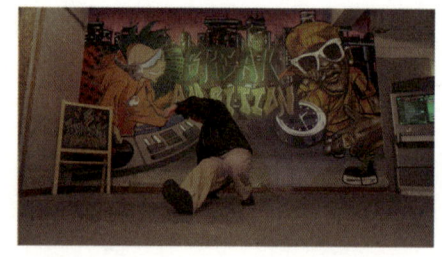

4. 다리를 다시 교차하여 오른발이 앞에 오게 한다.

CC side jump

씨씨 사이드 점프

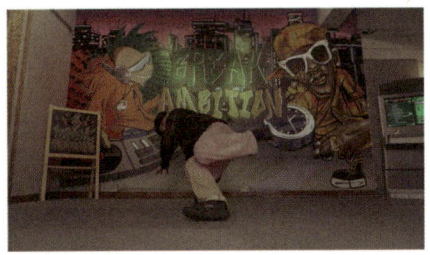

5. 다시 왼발을 띄우며 씨씨를 해준다.

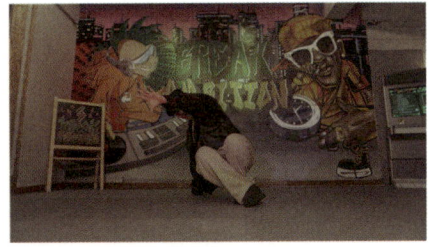

6. 다시 왼발을 짚어주면서 오른 다리로 왼발을 감아준다.

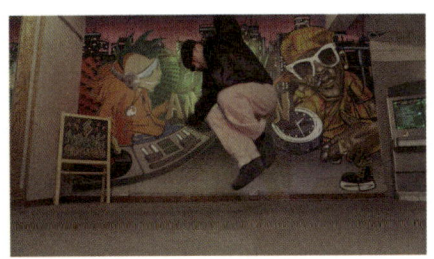

7. 오른손과 두 발로 땅을 밀어 점프한다.

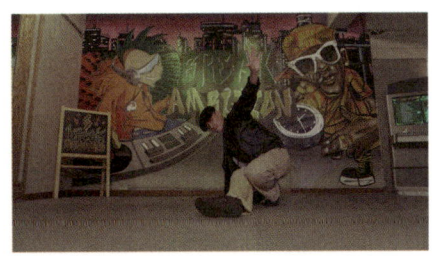

8. 오른 다리를 펴면서 오른손으로 착지한다.

Head to bridge freeze

헤드 투 브릿지 프리즈

*QR코드를 스캔하시면 동영상이 재생됩니다

고급 2/5

다리가 뒤로 넘어갈 때쯤에 머리를 들어주는 게 포인트!

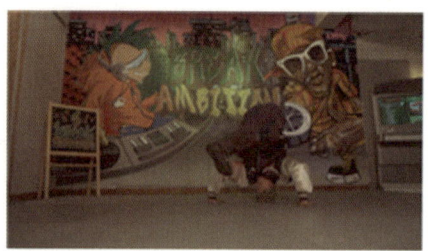

1. 헤드 건 프리즈를 만들어 준다.

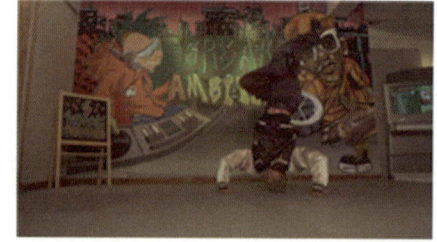

2. 몸을 펼쳐주며 오른 다리를 몸의 뒤쪽으로 접어준다. 이때 왼발은 오른 다리 무릎에 고정시킨다.

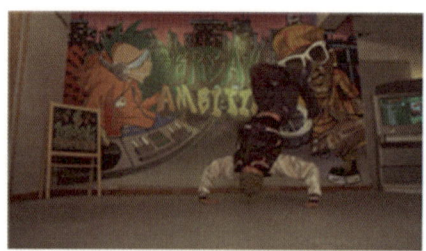

3. 양손으로 바닥을 밀어주며 몸을 들어주고 시선을 하늘로 향한다.

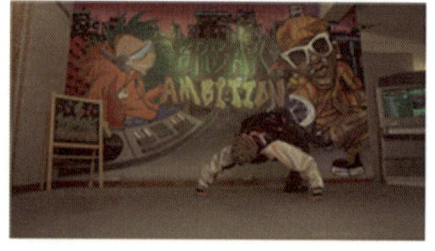

4. 오른발을 몸의 뒤쪽 바닥에 내리고 왼발은 오른 다리 무릎에 계속 고정시켜 브릿지 프리즈를 만들어준다.

Munchmill to swipes

먼치밀 투 스와입스   *QR코드를 스캔하시면 동영상이 재생됩니다

고급 3/5

드럼세탁기 안에 있는 빨래를 보는 것 같아!

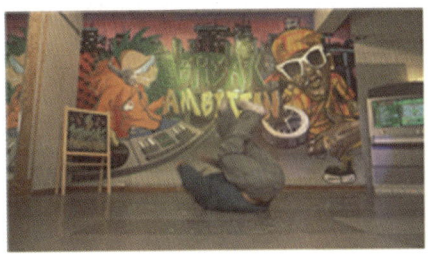

1. 먼치밀을 한다. 마지막 바퀴에서 다리를 웅크리며 원심력을 조금 줄여 준다.

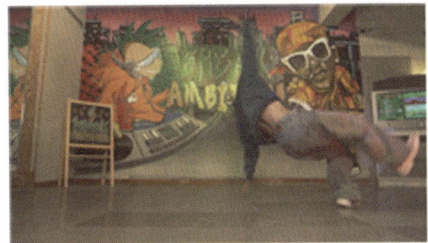

2. 두 다리의 교차를 풀고 공중으로 올려준다. 이때 두 손을 바닥에 내려주며 상체를 완전히 들어 오른쪽으로 열어준다.

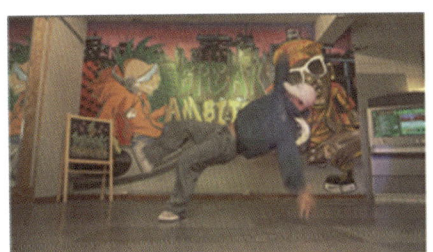

3. 왼발을 바닥에 내려주고 오른 다리를 하늘로 올려주며 스와입스를 한다.

Thread rodin pose arm style

쓰레드 로뎅 포즈 암 스타일

*QR코드를 스캔하시면 동영상이 재생됩니다

고급 4/5

로댕의 생각하는 조각상이 떠오르는데!

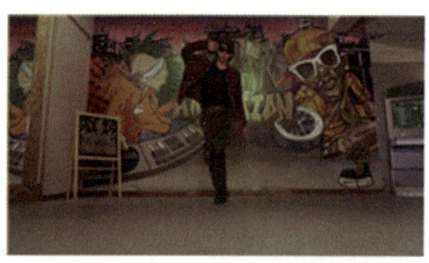

1. 오른손을 오른쪽 얼굴 옆에 대고 왼 다리를 들어서 오른쪽 무릎에 접어서 올린다.

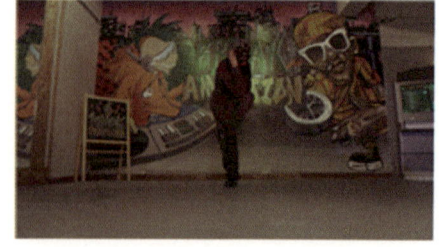

2. 상체를 내리면서 오른쪽 팔꿈치를 왼쪽 무릎에 터치한다.

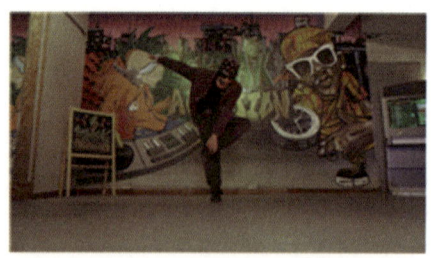

3. 오른손을 수평으로 들어 올리면서 왼손으로 왼발 앞꿈치를 잡는다.

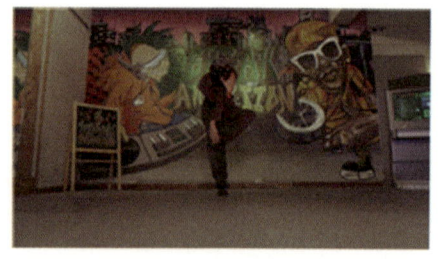

4. 고개를 숙이고 왼팔 안으로 오른팔을 넣고 접어 머리를 닿게 한다.

Thread rodin pose arm style

쓰레드 로뎅 포즈 암 스타일

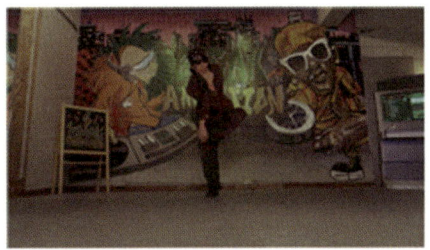

5. 고개를 들면서 턱을 받쳐준다.

Windmill to flare

윈드밀 투 플레어

*QR코드를 스캔하시면 동영상이 재생됩니다

고급 5/5

익숙해지면 노핸드 윈드밀을 하고 토마스를 해봐!

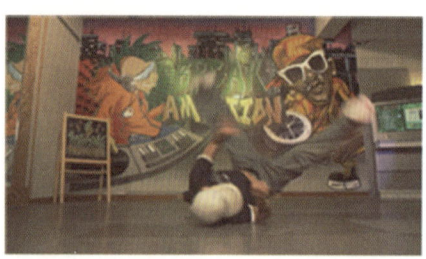

1. 윈드밀을 한다. 이때 상체를 다리보다 빠르게 돌려준다.

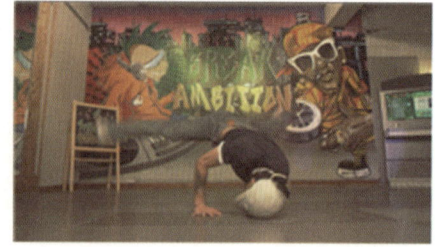

2. 두 다리가 펼쳐진 상태로 고정하며 프리즈를 잡아준다. 이때 왼손은 몸의 앞쪽에 위치한다.

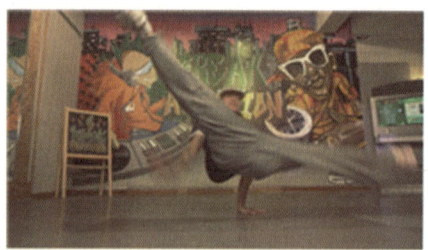

3. 그 후에 두 손으로 상체를 들어주며 두 다리가 몸의 정면으로 향하도록 플레어를 한다.

L
E
V
E
L

68

> 2023년 line up 쇼케이스는
> 아직도 생생하게 기억에 남아있어요.
> 대형 행사에서의 퍼포먼스는 처음이었고,
> 단체 공연도 거의 10년 만이었어요.
> 준비하는 동안에는 긴장되었지만,
> 무대에 올라가니 어느새 즐기고 있는 제 모습을 발견했어요.
> 특히 현장에서 다른 장르의 댄서들을 보며 많은 자극을 받았고,
> 돌아와서 더 열심히 연습하는 계기가 되었어요.
> 배틀, 공연, 여행이 함께했던
> 1박 2일의 시간은 정말 행복했어요.
>
> -TAZAKI-

Back bend cross step

백 밴드 크로스 스텝

*QR코드를 스캔하시면 동영상이 재생됩니다

고급
1/5

너만의 제스처를 추가해 보면 더 재미있을 거야!

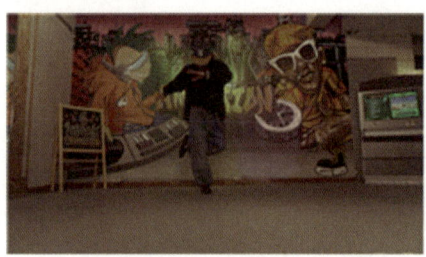

1. 오른 다리를 중간으로 가져오고 왼 다리를 접어 오른 다리 뒤로 왼발을 오른 무릎 옆 위치까지 올린다. 이때 상체를 오른쪽 대각선으로 이동시킨다.

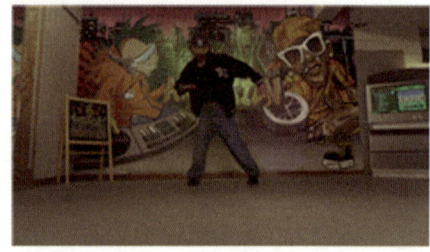

2. 양발을 어깨너비로 벌려준다. 이때 발 사이의 간격을 수평으로 만들고 상체는 중간으로 온다.

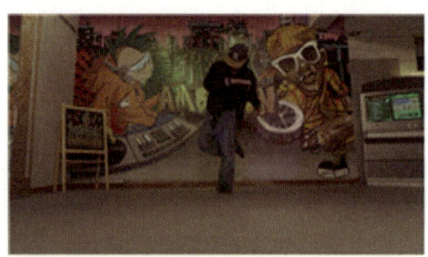

3. 왼 다리를 중간으로 가져오고 오른 다리를 접어 왼 다리 뒤로 오른발을 왼 무릎 옆 위치까지 올린다. 이때 상체를 왼쪽 대각선으로 이동시킨다.

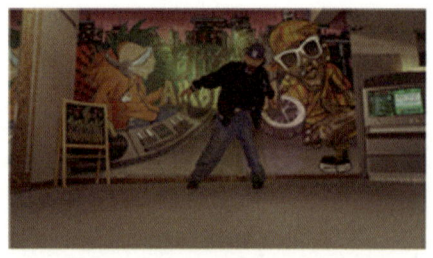

4. 양발을 어깨너비로 벌려준다. 이때 발 사이의 간격을 수평으로 만들고 상체는 중간으로 온다.

Globe spin

글로브 스핀

*QR코드를 스캔하시면 동영상이 재생됩니다

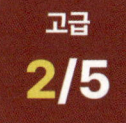

지구본이 된 거마냥 움직여봐!

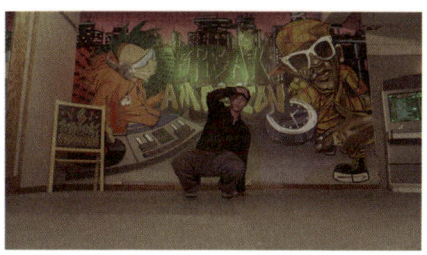

1. 식스 스텝 앞 자세를 잡아준다.

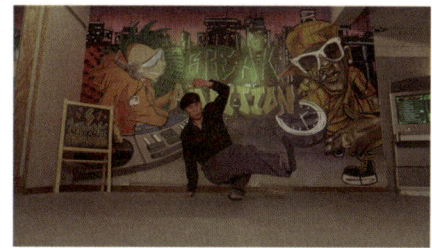

2. 왼손에서 오른손으로 바꿔주고 오른발을 왼쪽 대각선 앞에 들어준다.

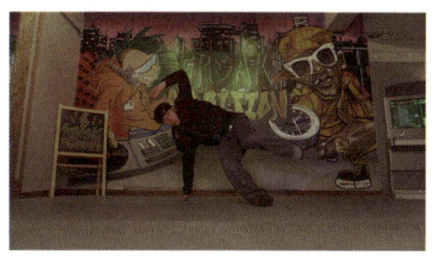

3. 오른발 날을 왼발 앞에 놓으면서 왼발을 35도 높이로 들어준다.

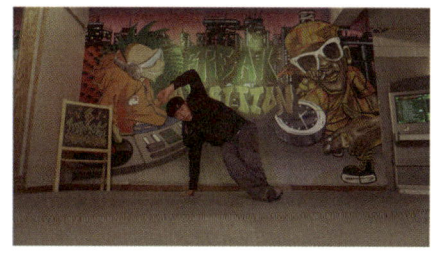

4. 왼발 안쪽을 오른발 옆에 놓는다.

Globe spin

글로브 스핀

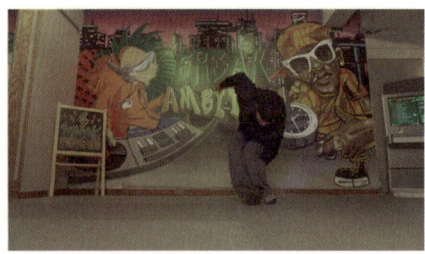

5. 오른손을 떼면서 왼 다리 무릎 뒤쪽에 왼손을 둔다.

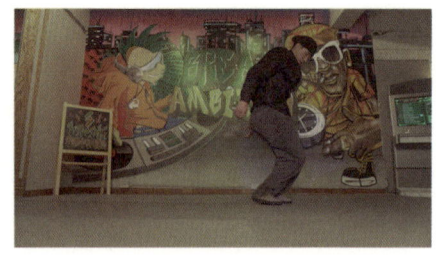

6. 왼손을 무릎 뒤에서 떼며 몸을 왼쪽으로 틀고 양쪽 무릎을 돌려준다.

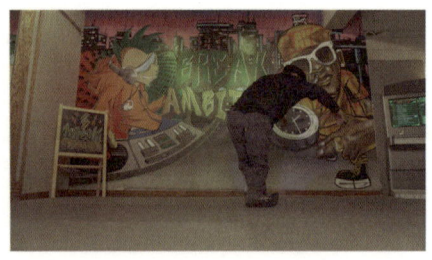

7. 땅에 왼쪽발 날과 오른발 내측이 닿을 때 멈춰준다.

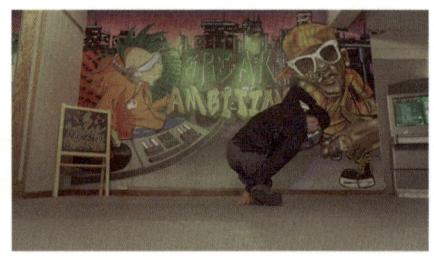

8. 오른손을 오른쪽 무릎 뒤쪽에 짚어준다.

Head-elbow to bridge freeze

헤드-엘보우 투 브릿지 프리즈   *QR코드를 스캔하시면 동영상이 재생됩니다

고급 3/5

떨어질 때 발로 땅을 밀고 있는 게 포인트!

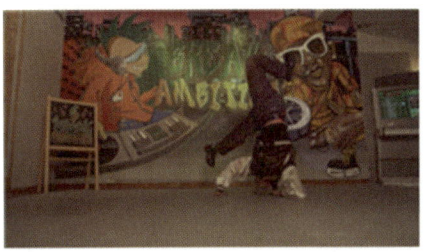

1. 엘보우 헤드 나이키 프리즈를 만든다.

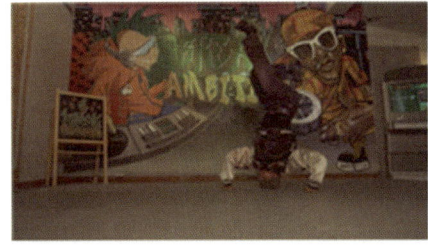

2. 오른 다리를 앞 45도 위로 펼쳐주며 왼 다리는 몸의 뒤쪽으로 접는다. 이때 오른손을 바닥에서 들어주어 머리의 오른 방향 왼손과 동일선상에 내려준다.

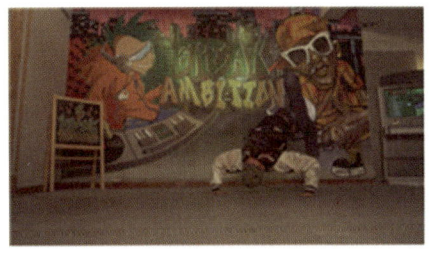

3. 양손으로 바닥을 밀어주어 몸을 들어준다.

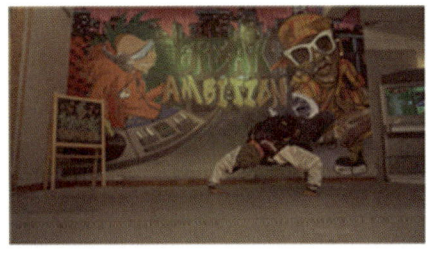

4. 시선을 하늘로 바라보며 왼발을 몸의 뒤쪽에 내려놓는다. 이때 오른발은 왼 무릎 위에 올려 브릿지 프리즈를 만들어준다.

Munchmill to reverse halo

먼치밀 투 리버스 헤일로우

*QR코드를 스캔하시면 동영상이 재생됩니다

고급 4/5

끝난 줄 알았지? 하고 다시 하는 느낌!

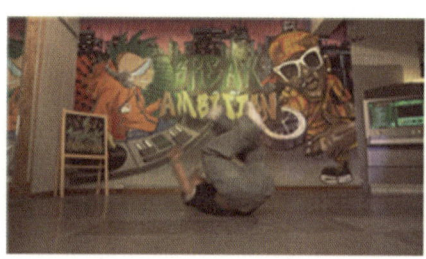

1. 먼치밀을 한다. 마지막 바퀴에서 다리를 풀어주며 몸을 튕겨준다.

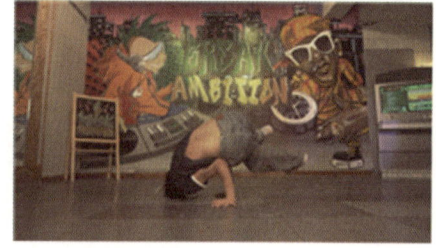

2. 상체를 틀어주며 건 베이비 프리즈로 마무리를 한다.

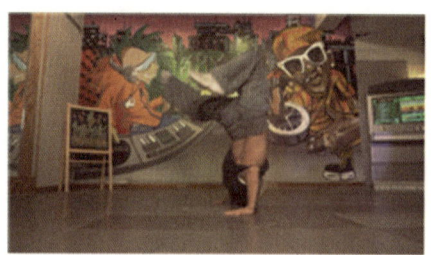

3. 그 후 두 다리를 풀어 하늘로 올려주며 리버스 헤일로우를 한다.

Windmill to cricket

윈드밀 투 클리켓   *QR코드를 스캔하시면 동영상이 재생됩니다

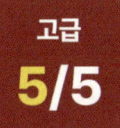

윈드밀 끝날 때 원심력을 줄이는 것이 포인트!

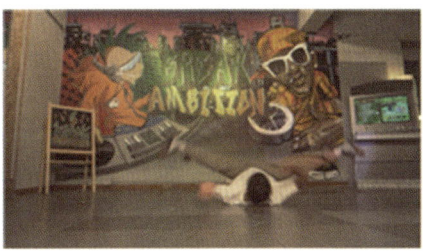

1. 윈드밀을 한다. 이때 상체를 다리보다 빠르게 틀어주며 다음 동작 준비를 한다.

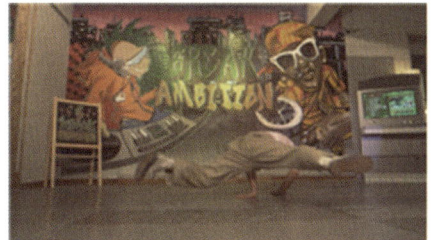

2. 두 다리를 130도 펼쳐준다. 오른발을 바닥과 가깝게 하여 원을 돌려주며 프리즈를 잡는다.

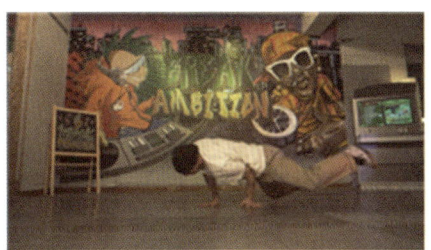

3. 오른손을 바닥에 내려주며 두 다리를 접고 클리켓을 한다.

L
E
V
E
L

69

많은 순간이 있었지만, 2024년은 인생이 바뀌는 해였어요.
기존에는 잘해지고, 성적을 내고, 유명해져서 많은 사람들을 만나는 것이 목표였는데,
이제는 많은 사람들에게 긍정적인 영향력을 주는 사람이 되고 싶다는 생각으로 바뀌었어요.
내가 행복하고 내기 좋아히는 춤을 계속 추기 위해 이떻게 살아야 할지,
어떤 마음가짐으로 내가 좋아하는 것을 지킬 수 있을지 깊이 고민하게 됐어요.
내가 좋아하는 것을 끝까지 지키는 사람이 되고 싶었고,
그렇게 다른 사람들에게도 "좋아하는 일을 하라"고 말할 수 있는 사람이 되고 싶었어요.
그런 생각들을 하며, 저의 가치관과 생각이 달라졌어요.
"나는 어떤 사람이 되고 싶은가?"에 대해 뚜렷한 방향을 찾기 시작한 해였어요.

-SOAR-

Bridge to head freeze

브릿지 투 헤드 프리즈

*QR코드를 스캔하시면 동영상이 재생됩니다

고급 1/5

손도 앞으로 몸을 밀어 주는 것이 포인트!

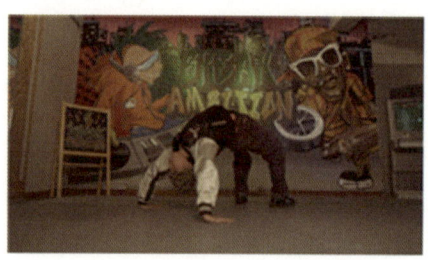

1. 브릿지 프리즈를 만들어준다.

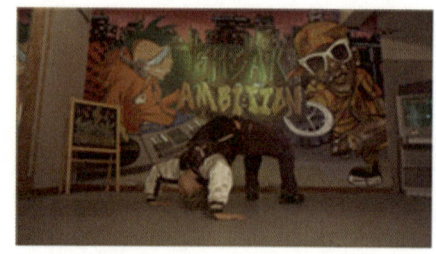

2. 양팔을 접어 정수리를 바닥에 내려준다.

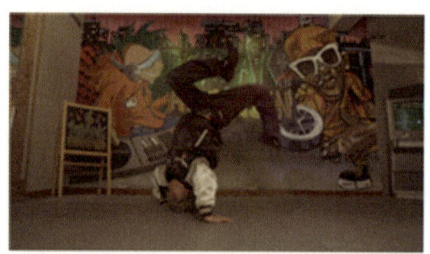

3. 몸의 앞쪽 45도 방향으로 왼 다리를 올려주며 오른발로 바닥을 밀어 점프한다. 이때 무게중심을 머리와 양손으로 이동한다.

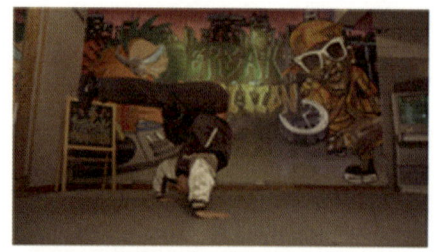

4. 복근에 힘을 주어 오른 다리를 가져와 앞쪽으로 90도 기울인다. 이때 왼발은 오른 무릎에 올려주며 헤드 건 프리즈를 만들어준다.

Halo to swipes

헤일로우 투 스와입스

*QR코드를 스캔하시면 동영상이 재생됩니다

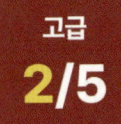

다리를 빨리 땅에 짚어야 해!

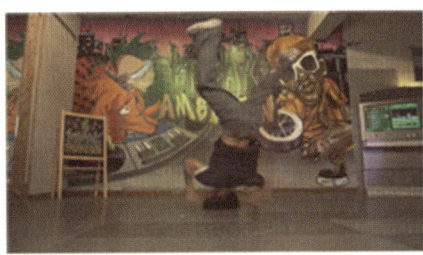

1. 헤일로우를 한다. 이때 상체를 다리보다 빠르게 틀어 다음 동작을 준비해준다.

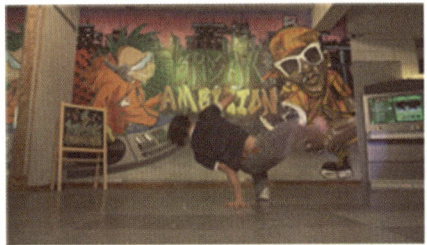

2. 프리즈를 만들고 상체를 두 손으로 들며 왼 다리를 접어 바닥에 내려놓는다.

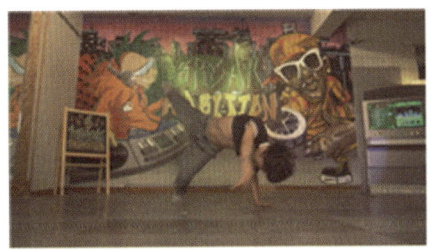

3. 그 후 오른 다리를 하늘로 올려 스와입스를 한다.

Munchmill to flare

먼치밀 투 플레어

*QR코드를 스캔하시면 동영상이 재생됩니다

고급 3/5

공처럼 몸을 만들었다가 다리를 쫙 펴서 멋진 토마스를 보여줘!

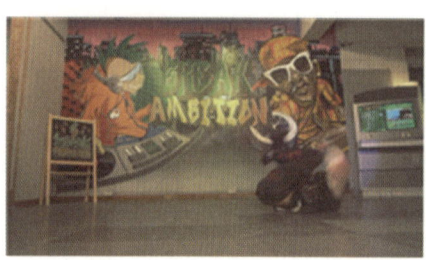

1. 먼치밀을 한다. 마지막 바퀴를 할 때 원심력을 조금 줄여준다.

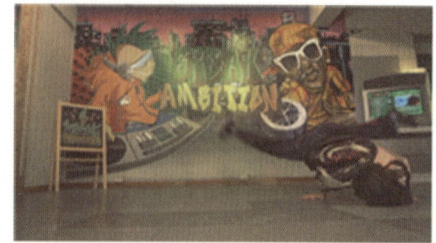

2. 두 다리의 교차를 풀며 프리즈를 잡아준다. 그 후 두 다리를 120도 벌려주며 다리를 펼쳐준다.

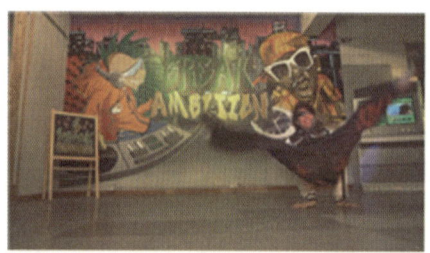

3. 몸의 정면을 향해 골반을 내밀어 주며 플레어를 한다.

Rat hole

랫 홀

*QR코드를 스캔하시면 동영상이 재생됩니다

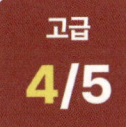

무릎 꿇는 게 이렇게 멋있다니...

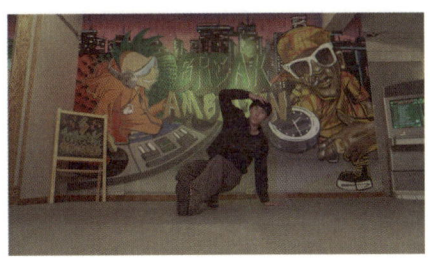

1. 식스 스텝 앞 자세에서 오른손을 떼고 왼손을 짚으면서 왼 다리를 펴준다.

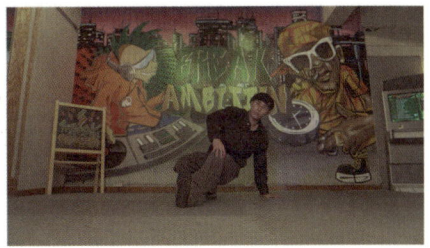

2. 오른손으로 왼 무릎을 잡아준다.

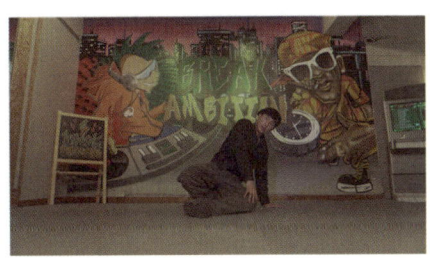

3. 왼발과 무릎을 땅에 짚어준다.

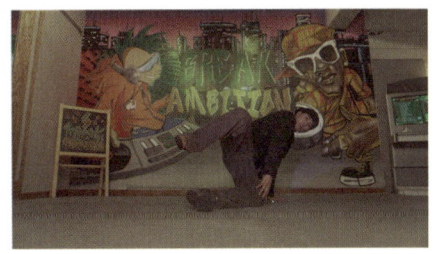

4. 오른발을 45도 높이로 들어준다.

Rat hole

랫 홀

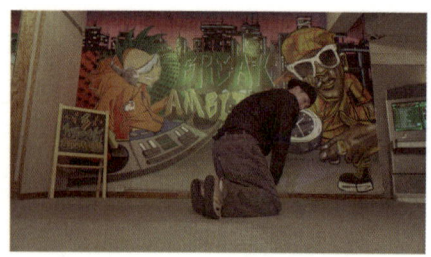

5. 오른발과 무릎도 땅에 짚어준다.

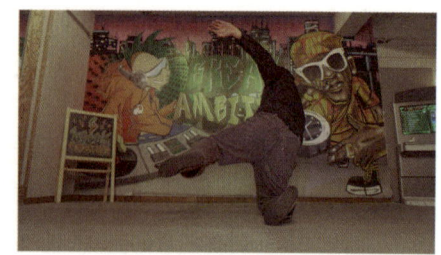

6. 왼쪽 무릎을 잡은 상태로 왼 무릎을 왼쪽 방향 30도 높이로 들어준다.

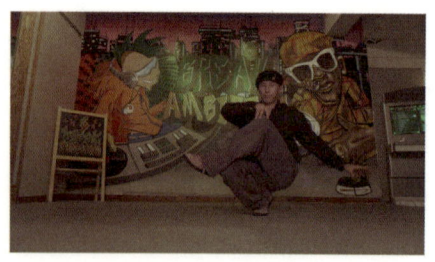

7. 왼쪽 방향으로 몸을 틀면서 오른발로 점프를 하여 땅을 짚고 왼 다리는 오른쪽 무릎 위에 걸어준다.

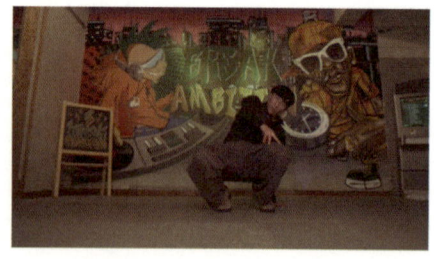

8. 왼발을 펴고 몸 쪽으로 짚으며 식스 스텝 앞 자세를 만들어준다.

Swipes turn go down

스와입스 턴 고 다운

*QR코드를 스캔하시면 동영상이 재생됩니다

고급 5/5

파워 무브에서 고다운 하고 싶다면 이걸 해봐!

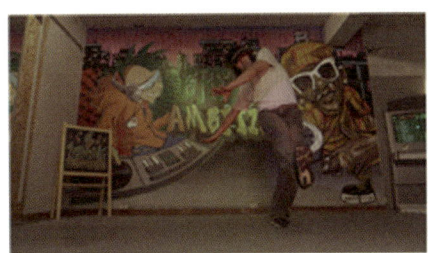

1. 오른 다리를 왼쪽으로 이동하면서 양팔을 오른쪽으로 뻗어준다. 이때 상체 중심이 오른쪽으로 이동한다.

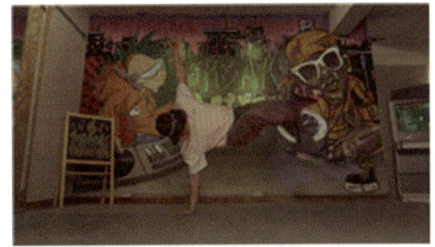

2. 오른쪽으로 상체를 틀고 떨어지면서 오른손은 바닥을 짚고 두 다리를 들어 준다. 이때 골반은 천장을 향하게 한다.

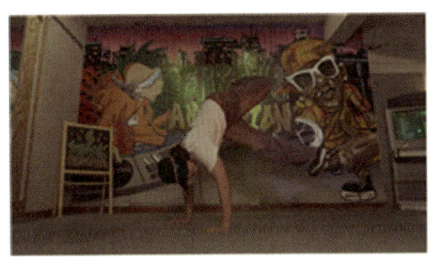

3. 왼팔로 앞쪽 바닥을 짚어 두손으로 몸을 지탱하고 골반을 오른쪽으로 틀어준다.

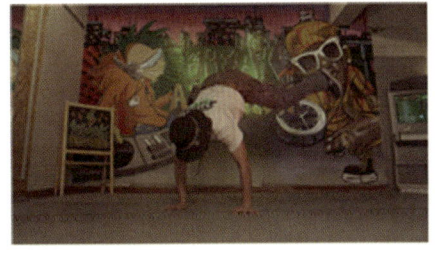

4. 다리를 뒤로 이동시키면서 양방향으로 벌려준다.

Swipes turn go down

스와입스 턴 고 다운

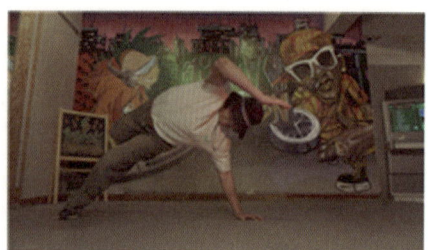

5. 왼발을 내려놓으며 오른 다리를 접어준다. 이때 왼손으로 상체를 지탱하며 골반은 내려오지 않는다.

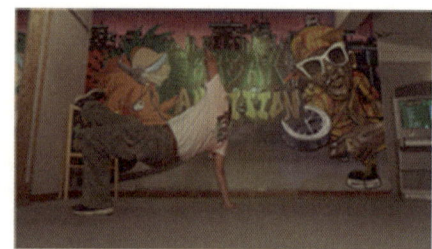

6. 오른쪽으로 상체를 틀고 떨어지면서 오른손은 바닥을 짚고 두 다리를 들어준다. 이때 골반은 천장을 향하게 한다.

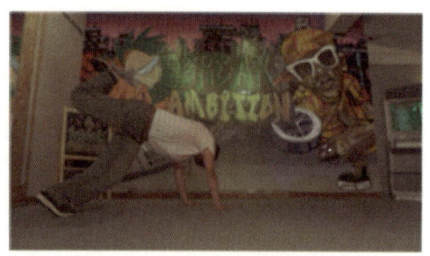

7. 상체를 오른쪽으로 틀고 왼 다리 밑으로 오른 다리를 집어넣으면서 왼 다리는 펼치고 오른 다리는 몸의 뒤쪽으로 접어준다. 이때 양손으로 몸을 지탱한다.

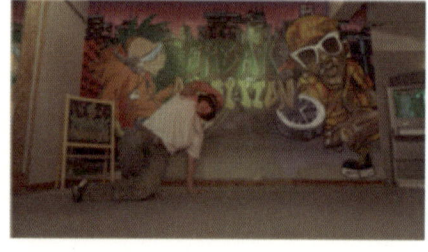

8. 오른발을 내리면서 식스 스텝 세 번째 자세를 만든다.

LEVEL

70

> 제가 가장 기억에 남는 배틀은
> 일본 오사카에서 열린
> 'Sunshine Jam Vol.2'이에요.
> 이 대회는 제 인생에서 처음으로
> 댄스 배틀에서 우승한 경험이기도 하고,
> 팀원들 각자의 뛰어난 팀워크를
> 가장 잘 느낄 수 있었던 자리였어요.
> 그 순간은 정말 특별했고,
> 함께한 팀원들과의 유대감이
> 더욱 깊어졌던 기억이 나네요.
>
> -KURO-

Back spin to flare

백 스핀 투 플레어

*QR코드를 스캔하시면 동영상이 재생됩니다

고급
1/5

몸을 빨리 틀어 프리즈를 잡아야 해!

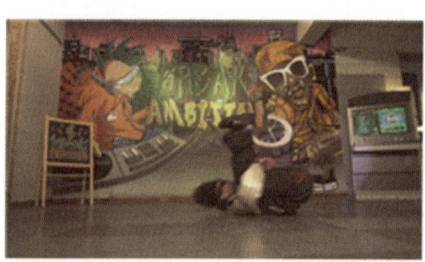

1. 백 스핀을 한다. 몸을 튕기기 전에 양팔을 풀어주고 그 후 상체를 틀어준다.

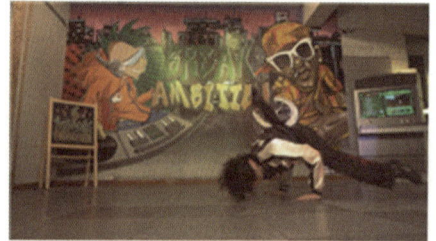

2. 몸을 튕겨 프리즈를 잡는다. 이때 두 다리는 펼쳐져 있으며 130도 벌려준다.

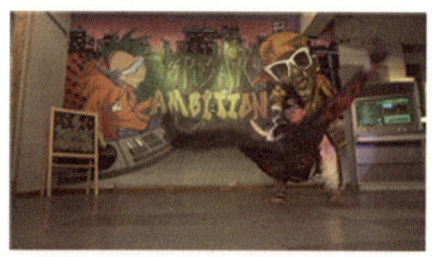

3. 그 후 두 손으로 상체를 들고 몸의 정면으로 골반을 내밀어 주며 플레어를 한다.

Back spin to head drill

백 스핀 투 헤드 드릴

*QR코드를 스캔하시면 동영상이 재생됩니다

고급 2/5

백스핀의 원심이 죽어갈 때쯤 올리는 게 꿀팁!

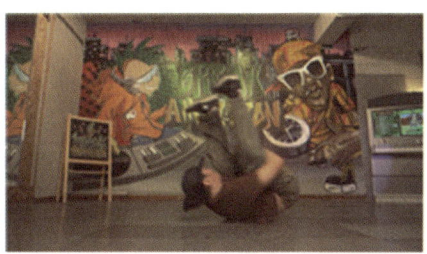

1. 백 스핀을 한 후에 양팔을 풀어주며 두 다리를 공중으로 힘껏 올려준다.

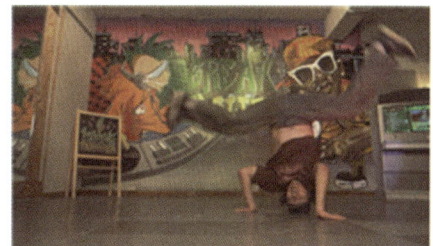

2. 이때 두 손은 오른쪽으로 틀어주며 머리와 함께 바닥에 내려 중심을 잡는다.

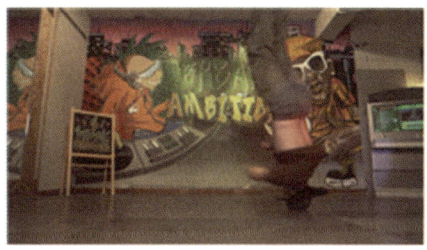

3. 그 후 두 다리를 완전히 모아 일직선으로 하늘을 향하게 하고 헤드 드릴을 한다.

Bridge to head-elbow freeze

브릿지 투 헤드-엘보우 프리즈

*QR코드를 스캔하시면 동영상이 재생됩니다

고급 3/5

레인보우 하듯이 올려봐!

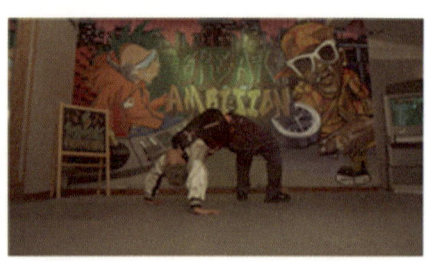

1. 브릿지 프리즈를 만들어준다.

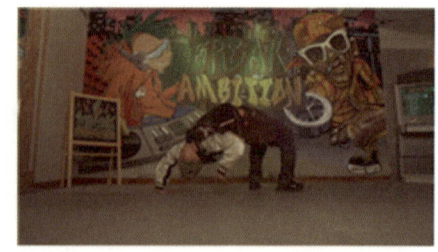

2. 중심을 몸의 왼쪽으로 이동시키고 오른손을 바닥에서 들어준다.

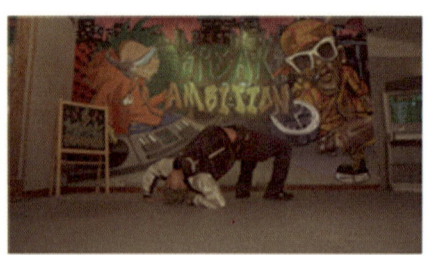

3. 오른손을 머리 뒤쪽 바닥에 내려주고 오른 팔꿈치, 머리 순서로 바닥에 내려준다.

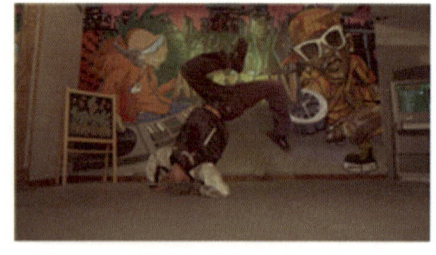

4. 왼 다리를 몸의 정면 위쪽 45도 방향으로 올려주며 오른발로 바닥을 밀어 점프한다.

Bridge to head-elbow freeze

브릿지 투 헤드-엘보우 프리즈

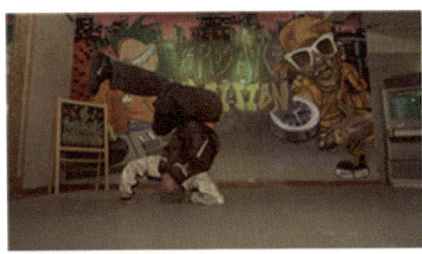

5. 복근에 힘을 주어 오른 다리를 가져와 앞쪽으로 90도 기울인다. 이때 왼발은 오른 무릎에 올려 엘보우 헤드 건 프리즈를 만들어준다.

Double hook 4corner step

더블 후크 포코너 스텝

*QR코드를 스캔하시면 동영상이 재생됩니다

고급 4/5

무릎으로 너의 골반을 틀어줘!

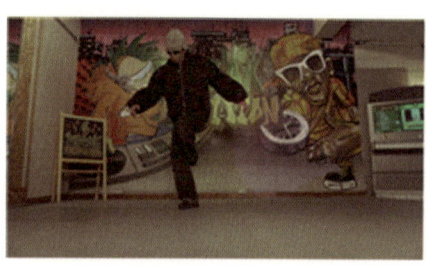

1. 왼 다리를 접고 오른 무릎 뒤에 올린다. 이때 상체를 똑바로 세운다.

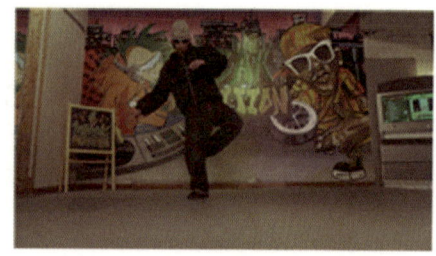

2. 왼 무릎으로 골반을 왼쪽으로 틀면서 상체는 오른쪽으로 튼다 이때 상체는 오른쪽 대각선 뒤 45도로 기울인다.

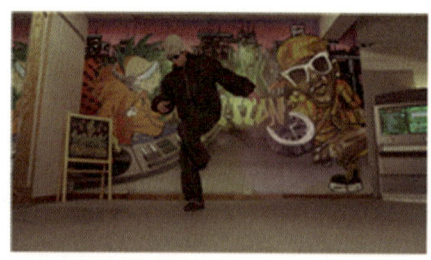

3. 다시 되돌아와서 왼 무릎을 오른쪽 대각선에 두고 상체는 오른쪽 대각선을 바라본다.

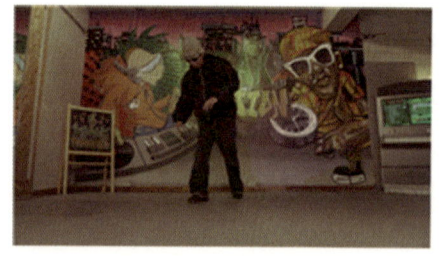

4. 왼 다리를 왼쪽 대각선 뒤로 내려준다. 이때 상체는 앞으로 45도 기울인다.

Double hook 4corner step

더블 후크 포코너 스텝

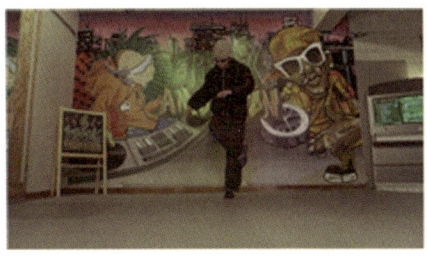 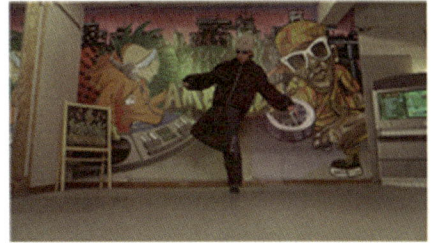

5. 오른 다리를 접으면서 왼무릎 위로 올려준다.

6. 오른 무릎으로 골반을 오른쪽으로 틀면서 상체는 왼쪽으로 튼다. 이때 상체는 왼쪽 대각선 뒤 45도로 기울인다.

Random cross

랜덤 크로스

*QR코드를 스캔하시면 동영상이 재생됩니다

고급 5/5

어느 손으로 무릎을 잡고 있었을까?

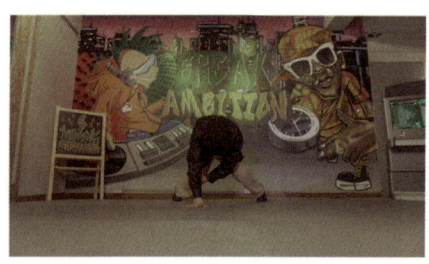

1. 식스 스텝 뒤 자세를 잡고 왼손으로 오른 무릎을 잡아준다.

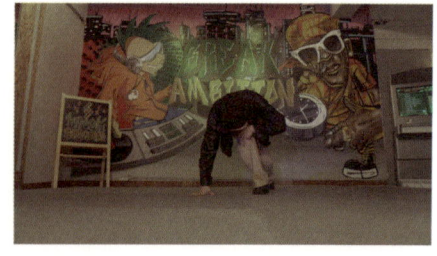

2. 오른발을 왼쪽 대각선 앞으로 짚어준다.

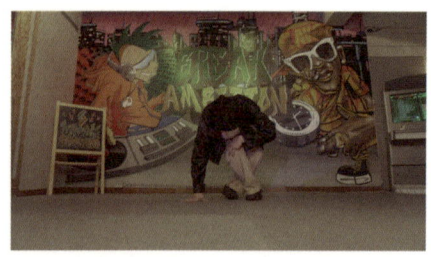

3. 왼발을 오른발 뒤로 교차되게 붙여준다.

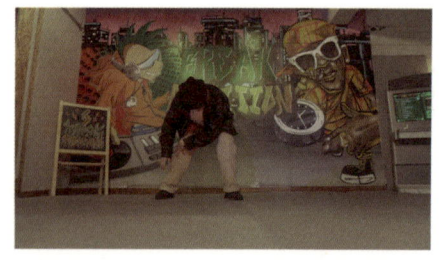

4. 오른발을 오른쪽 대각선 뒤쪽으로 짚어준다.

Random cross

랜덤 크로스

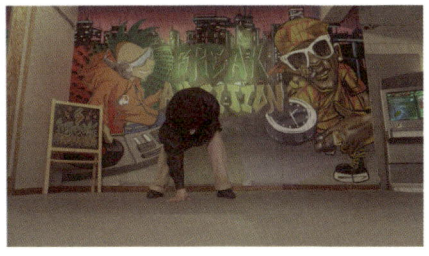

5. 오른손을 땅에 짚어준다.

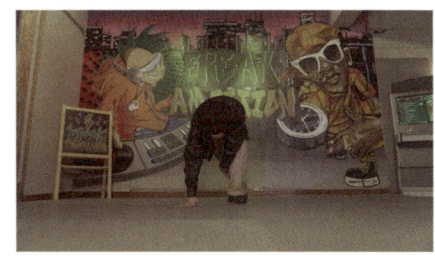

6. 오른발을 왼발 뒤로 짚어준다.

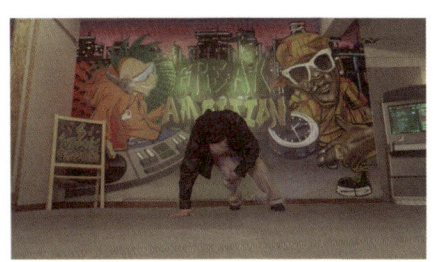

7. 왼발을 오른발이 앞으로 나올 수 있게 왼쪽으로 보내준다.

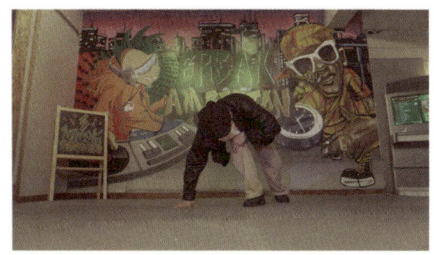

8. 오른발을 앞으로 짚어준다.

Random cross

랜덤 크로스

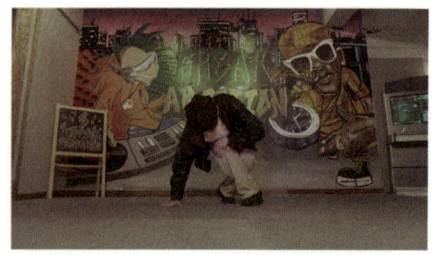

9. 왼발을 오른발 뒤로 교차되게 짚어준다.

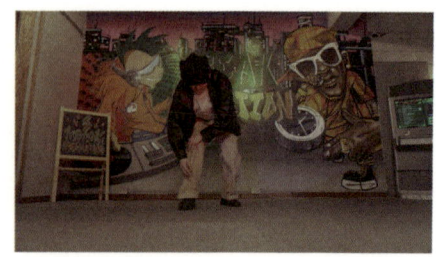

10. 오른발을 오른쪽 대각선 앞으로 짚어준다.

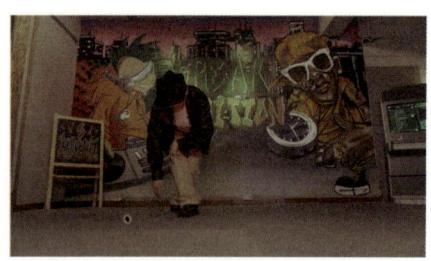

11. 왼발을 오른발 뒤로 짚어준다.

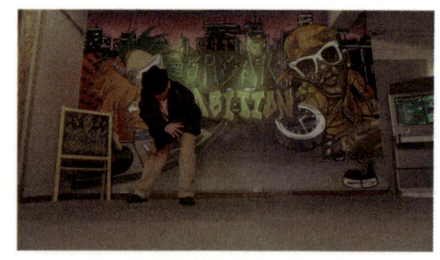

12. 오른발을 뒤로 짚어준다.

Random cross

랜덤 크로스

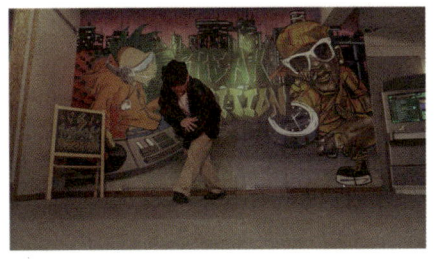

13. 오른발을 왼발 뒤로 가져온다.

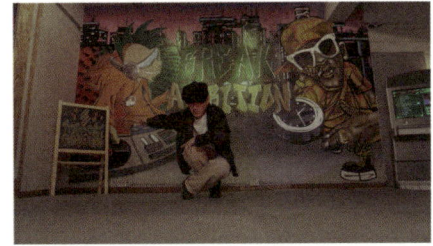

14. 오른발을 왼무릎 뒤에 붙이면서 앉아준다.

L
E
V
E
L

71

> 공연이라고 해야 할까요?
> 배틀 오브 더 이어는 예선이 퍼포먼스로 진행이 됩니다.
> 그래도 저희도 퍼포먼스를 한 달 가량
> 피땀 흘려가며 준비했어요.
> 저희의 색깔이 제대로 들어간
> 첫 퍼포라고 생각해서 뜻깊기도 했고요.
> 이건 비밀인데,
> 저희가 그 퍼포먼스를 하고 안쓰러진 적이 없었거든요.
> 그만큼 퍼포먼스가 힘들어서 더 기억에 남는 것 같아요.
>
> -INHOOK-

1990 to windmill

나인틴 투 윈드밀

*QR코드를 스캔하시면 동영상이 재생됩니다

고급 1/5

파워 무브가 마치 태풍 같아!

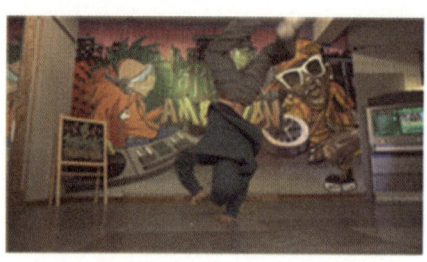

1. 1990을 한다. 그 후 몸의 중심을 오른쪽으로 이동시킨다.

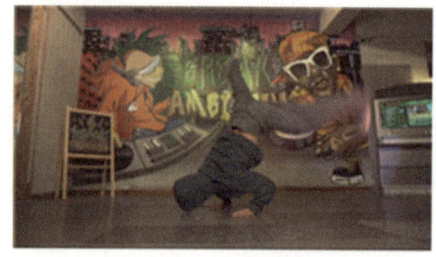

2. 오른손을 내려 물구나무를 잡아주고 두 다리를 130도 벌린다.

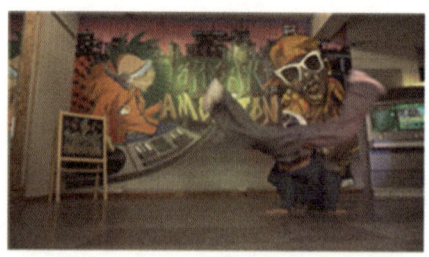

3. 두 손을 접어 바닥으로 내려 윈드밀을 한다.

2000 to windmill

투틴 투 윈드밀

*QR코드를 스캔하시면 동영상이 재생됩니다

고급 2/5

투틴 하고 물구나무를 살짝 잡고 가는 게 포인트

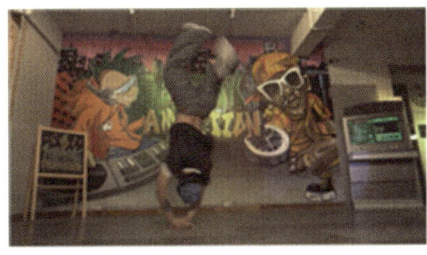

1. 2000을 한다. 그 후 몸의 중심을 오른쪽으로 이동시킨다.

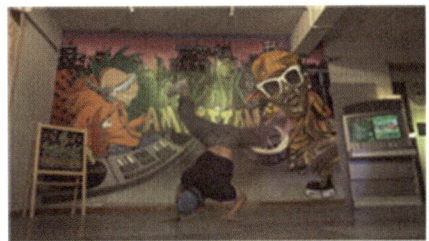

2. 오른손을 바닥에 내리고 왼손을 바닥에 내려 두 다리를 130도 벌려준다.

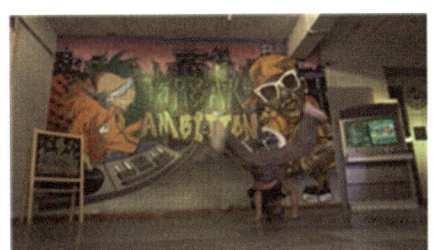

3. 두 손을 접고 바닥에 내려가며 윈드밀을 한다.

Compass step

컴퍼스 스텝

*QR코드를 스캔하시면 동영상이 재생됩니다

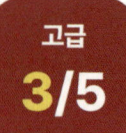

고급 **3/5**

정교한 풋워크! 너도 할 수 있어!

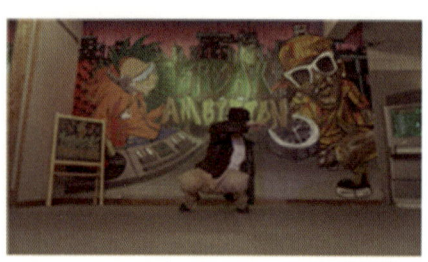

1. 식스 스텝 앞 자세를 잡아준다.

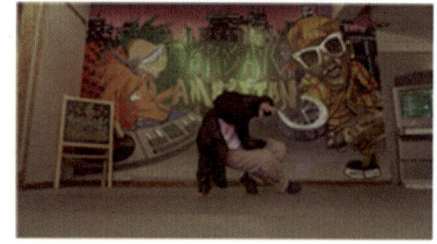

2. 오른손을 짚고 오른 다리를 왼 다리에 감아준다.

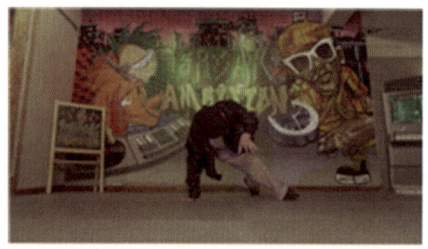

3. 왼 다리를 뒤로 짚어주면서 식스 스텝 6번째 자세를 잡아준다.

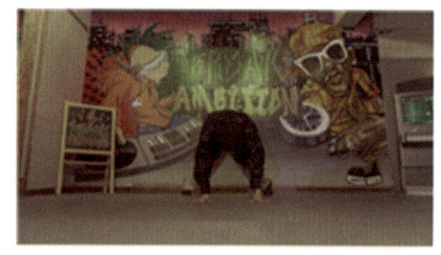

4. 오른발도 뒤로 짚어주면서 식스 스텝 뒤 자세를 잡아준다.

Compass step

컴퍼스 스텝

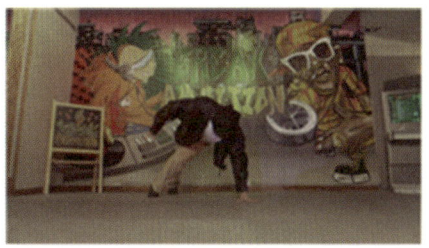

5. 왼 다리를 오른발 앞으로 짚어준다.

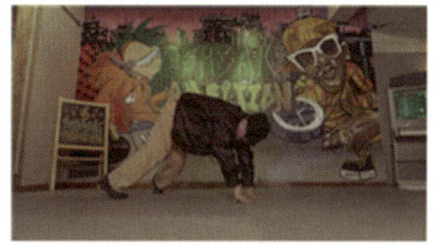

6. 오른 다리를 왼 다리 앞에 짚어주면서 오른손도 왼손 앞에 짚어준다.

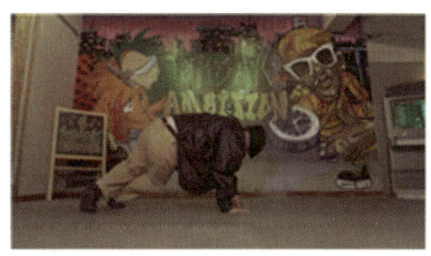

7. 왼 다리를 오른 다리 위로 넘겨짚으며 교차시킨다.

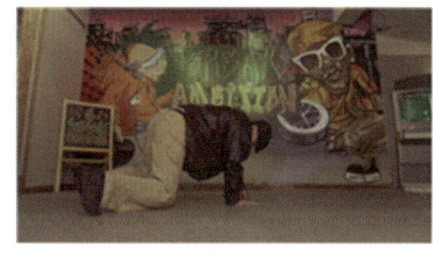

8. 다시 오른 다리로 왼 다리 옆을 짚으며 식스 스텝 뒤 자세를 잡는다.

Compass step

컴퍼스 스텝

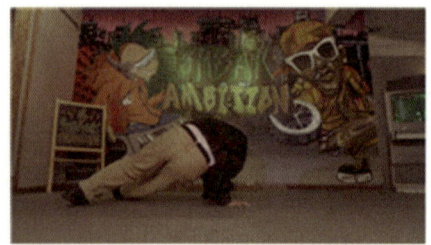

9. 오른 다리를 앞으로 찬다.

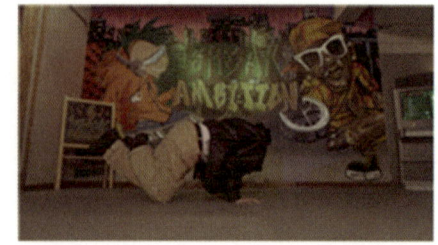

10. 오른 다리 무릎을 땅에 대면서 오른발을 왼 다리 무릎 뒤쪽에 끼우고 왼발을 들어준다.

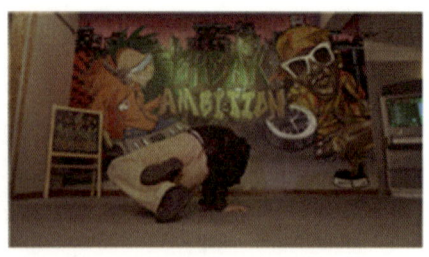

11. 그대로 왼쪽 어깨를 뒤로 넘기며 같이 왼발을 땅에 찍어준다.

Elbow to head freeze

엘보우 투 헤드 프리즈　　　　　　　*QR코드를 스캔하시면 동영상이 재생됩니다

고급 4/5

> 헤드로 갈 때 머리를 조심해!

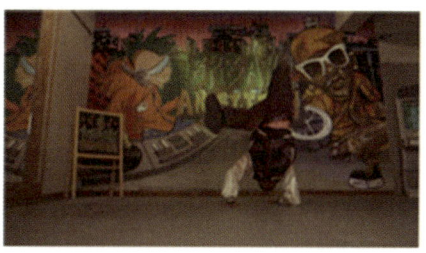

1. 엘보우 프리즈를 만들어준다. 이때 왼 다리는 앞으로 펼치고 오른 다리는 뒤로 접어준다.

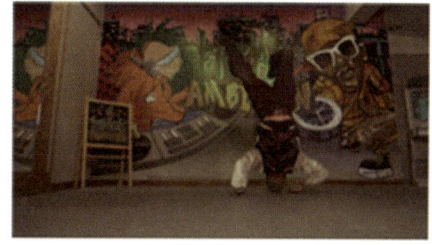

2. 왼 다리를 하늘로 펼쳐주며 무게중심을 왼손으로 이동한다. 이후 오른손으로 바닥을 밀어 오른 팔꿈치를 들어준다.

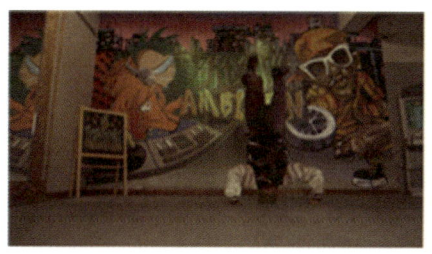

3. 머리 오른쪽 앞 왼손과 동일선상에 놓아준다. 이때 정수리도 동시에 바닥에 내려주고 무게중심을 머리로 이동한 뒤 왼 다리를 뒤로 접어주고 오른 다리를 앞으로 기울인다.

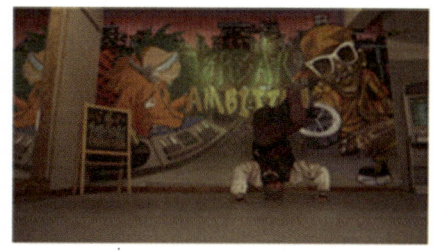

4. 왼 다리를 앞으로 기울이고 오른 다리를 앞으로 펼쳐주며 왼발을 오른 무릎에 올려 헤드 건 프리즈를 만들어준다.

Running salsa step

런닝 살사 스텝

*QR코드를 스캔하시면 동영상이 재생됩니다

고급 5/5

오락실 게임기를 밟듯이 움직여 봐!

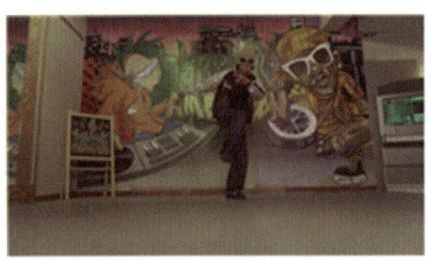

1. 오른 무릎을 들어올린다.

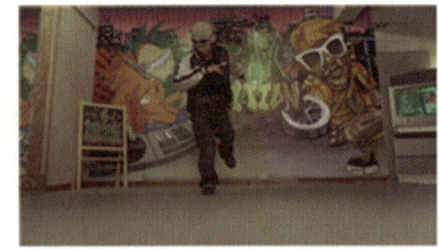

2. 오른 무릎을 펼치면서 오른발을 오른쪽 대각선으로 찍고 왼 다리를 접어준다.

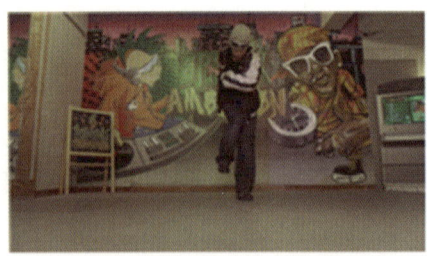

3. 왼 무릎을 펼치면서 왼발을 왼쪽 대각선으로 찍고 오른 다리를 접어준다.

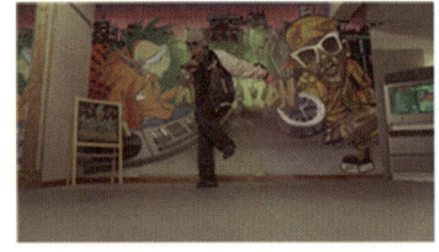

4. 오른 무릎을 펼치면서 오른발을 오른쪽 대각선 뒤로 찍고 왼 다리를 접어준다.

Running salsa step

런닝 살사 스텝

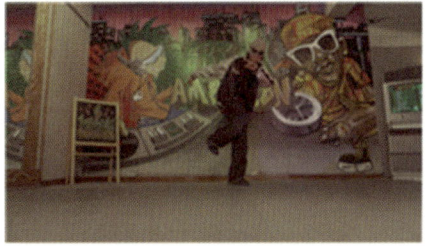

5. 왼 무릎을 펼치면서 왼발을 왼쪽 대각선 뒤로 찍고 오른 다리를 접어준다.

L
E
V
E
L

72

가장 기쁜 순간은 내가 쏟은 노력이 온전히 인정받을 때인 것 같아요.
물론, 아무리 노력해도 뜻대로 되지 않는 상황이나 불가피한 경우도 있죠.
하지만 그런 어려움을 모두 이겨내고,
노력한 만큼의 가치를 느낄 수 있는 순간은
정말 말로 표현할 수 없을 만큼 기쁩니다. 그럴 때마다
"더 노력하면 또 이런 기쁨을 느낄 수 있겠지"라고 다짐하며,
다시 한 번 열심히 달려갈 용기를 얻게 돼요.
제가 가장 사랑하는 춤이 앞으로도 계속 의미 있는 가치를 지니고,
제 인생의 한 부분으로 함께 늙어간다면,
그보다 더 큰 행복은 없을 것 같아요.

-COMET-

1990 to munchmill

나인틴 투 먼치밀

*QR코드를 스캔하시면 동영상이 재생됩니다.

고급 1/5

윈드밀 내려올 때 다리를 차는 게 중요해!

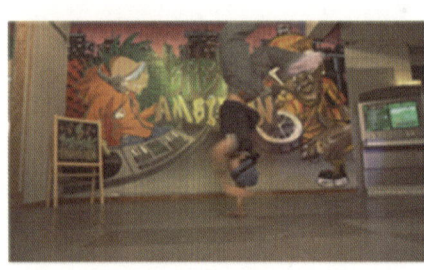

1. 1990을 한다. 그 후 몸의 중심을 오른쪽으로 이동시킨다.

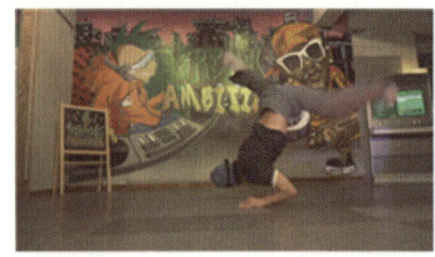

2. 오른손을 내려 물구나무를 잡아주고 두 다리를 130도 벌린다.

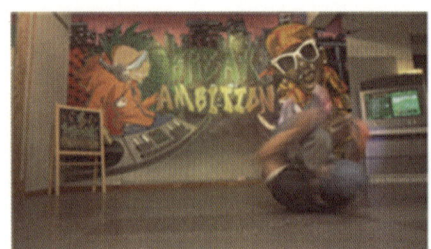

3. 두 손을 접어 바닥으로 내려 주며 두 다리를 다시 교차하며 양손을 가슴으로 모아 먼치밀을 한다.

2000 to munchmill

투틴 투 먼치밀

*QR코드를 스캔하시면 동영상이 재생됩니다

고급 2/5

내려오면서 다리를 모아야 더 빠르게 칠 수 있어!

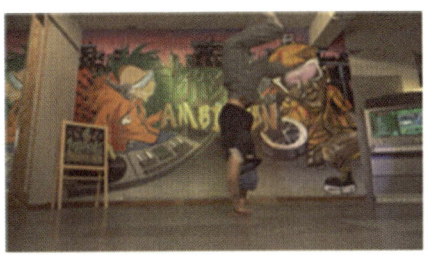

1. 2000을 한다. 그 후 몸의 중심을 오른쪽으로 이동시킨다.

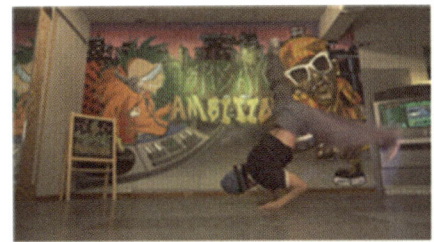

2. 오른손을 바닥에 내리고 왼손을 바닥에 내려 두 다리를 130도 벌려준다.

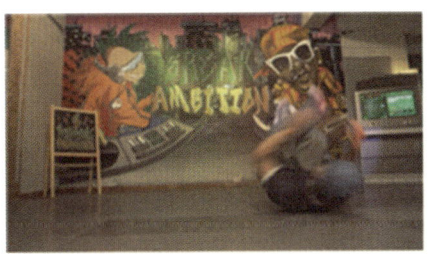

3. 두 손을 접으며 바닥에 내려 주고 두 다리를 다시 교차하며 양손을 가슴으로 모아 먼치밀을 한다.

Air to head-elbow freeze

에어 투 헤드-엘보우 프리즈

*QR코드를 스캔하시면 동영상이 재생됩니다

고급 3/5

헤드 앨보우 프리즈 할 때 힘을 풀어선 안돼!

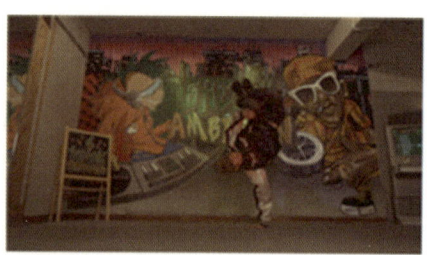

1. 에어 프리즈를 만들어 준다.

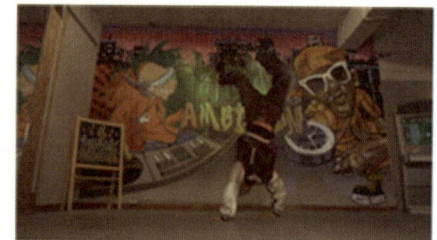

2. 다리를 하늘로 펼쳐준다. 이때 왼손을 바닥에 내려주며 몸의 중심을 오른손에서 양손으로 이동한다.

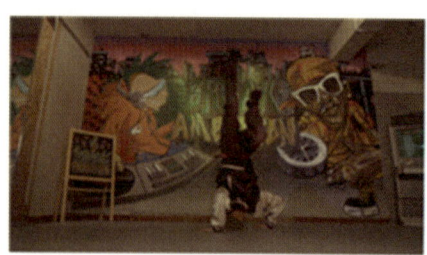

3. 양팔을 접어주며 정수리를 바닥에 내려준다.

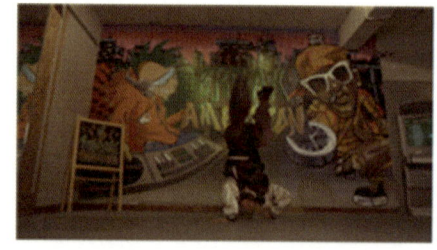

4. 양다리를 이용하여 몸을 앞으로 접어준다. 이때 오른 다리는 접어주고 왼 다리는 앞으로 펼쳐준다.

Air to head-elbow freeze

에어 투 헤드-엘보우 프리즈

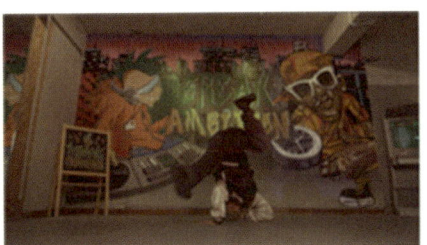 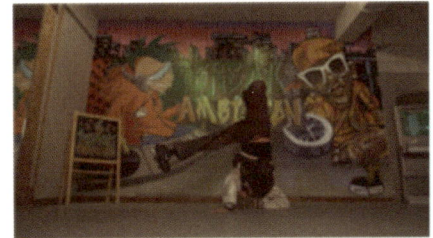

5. 몸의 중심을 오른쪽으로 이동시키고 오른 팔꿈치를 바닥에 내려준다.

6. 몸을 왼쪽으로 20도 정도 돌리면서 오른 다리는 뒤로 접어주고 왼 다리는 옆으로 펼쳐주며 90도 기울여 헤드 엘보우 나이키 프리즈를 만들어준다.

Jump nike twist indian step

점프 나이키 트위스트 인디언 스텝

*QR코드를 스캔하시면 동영상이 재생됩니다

고급 4/5

공중에서 접는 것이 제일 중요해!

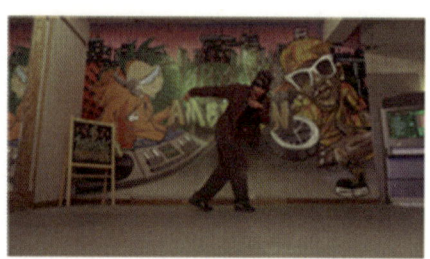

1. 트위스트 인디언를 한다.

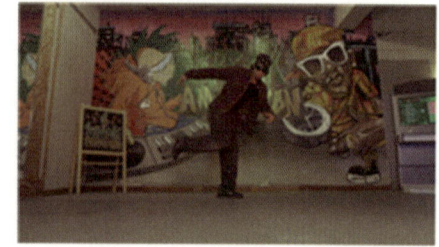

2. 오른 다리를 접는다. 이때 상체를 왼쪽 대각선으로 기울인다.

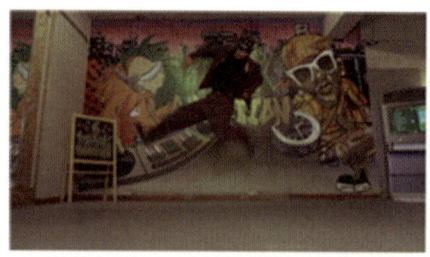

2. 점프하면서 상체를 오른쪽으로 바라보게 하고 오른 다리 펼치고 왼 다리를 접는다.

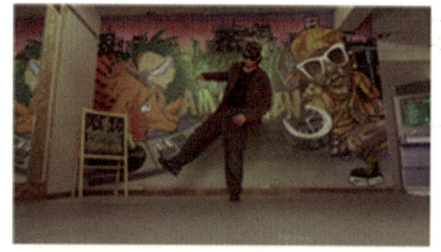

4. 오른 다리를 들고 왼 다리를 땅에 착지한다. 이때 상체 중심을 왼쪽으로 이동한다.

Jump nike twist indian step

점프 나이키 트위스트 인디언 스텝

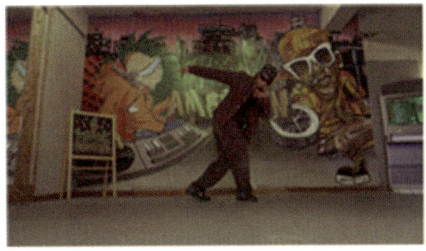

5. 트위스트 인디언을 한다.

Rammus

람머스

*QR코드를 스캔하시면 동영상이 재생됩니다

고급 5/5

발 잡고 끌 때 골반을 앞으로 내미는 게 포인트!

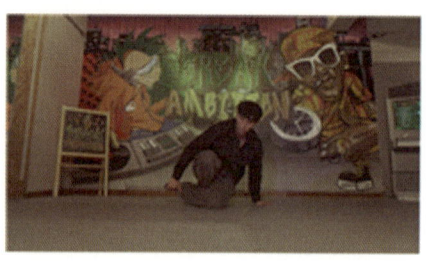

1. 오른손으로 왼발을 잡아준다.

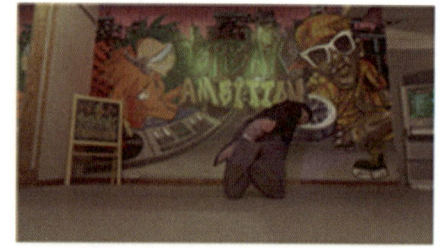

2. 왼발을 들면서 몸을 왼쪽으로 틀어 줌과 동시에 오른쪽 무릎을 땅에 내려 준다.

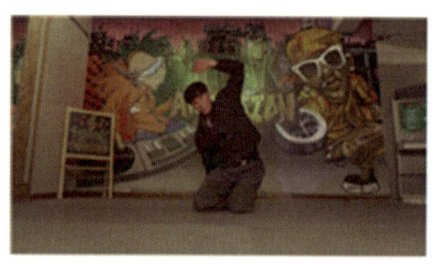

3. 왼쪽으로 몸을 틀면서 오른 무릎을 떼고 왼쪽으로 반바퀴 더 돌아준다.

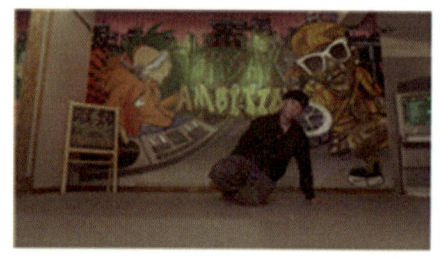

4. 왼손을 왼쪽에 짚어준다.

Rammus

람머스

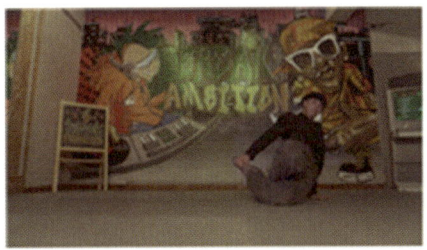 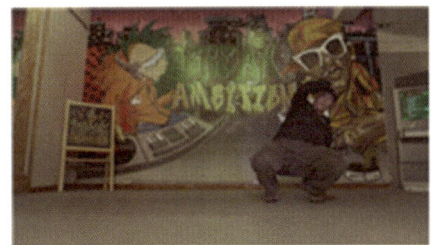

5. 골반을 왼쪽 방향으로 밀어준다.

6. 왼 다리를 펴고 왼손 가까이 짚으면서 식스 스텝 앞 자세를 잡아준다.

LEVEL

73

> 춤을 추고 싶은데
> 몸이 받쳐주지 않을 때가
> 가장 힘들어요.
> 30대에 건강을 너무 맹신하고
> 스스로를 제대로 챙기지 않아서
> 지금은 조금 후회하고 있어요.
> 앞으로는 잘 챙겨야 할 거 같아요.
>
> -BEAST-

6step slide

식스 스텝 슬라이드

*QR코드를 스캔하시면 동영상이 재생됩니다

고급
1/5

슬라이드 할 때 상체를 멈춰야 해!

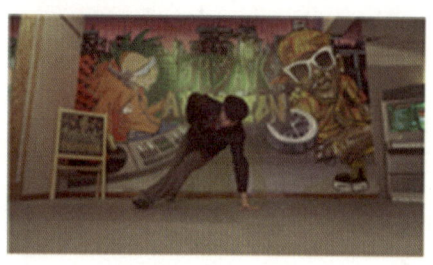

1. 식스 스텝 뒤 자세에서 왼발을 오른발 앞에 짚어준다.

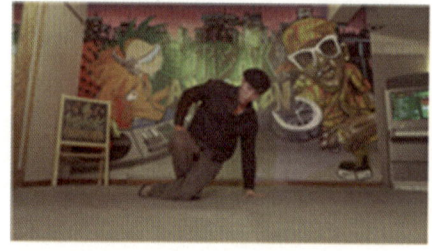

2. 오른발을 왼쪽 무릎 뒤에 걸어준다.

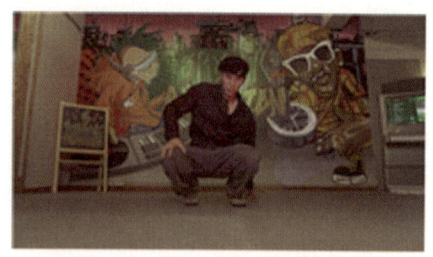

3. 왼 다리를 몸 쪽에 짚으면서 오른손으로 오른쪽 무릎을 잡아준다.

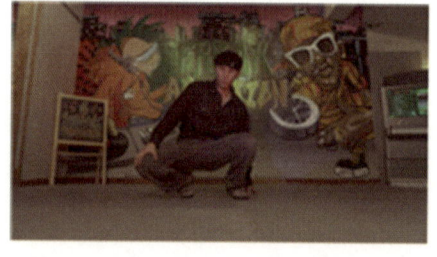

4. 무릎을 몸 바깥 방향으로 돌려준다.

6step slide

식스 스텝 슬라이드

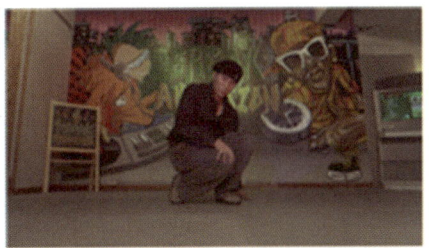

5. 오른쪽 무릎이 왼쪽 허벅지와 만날 때 멈춰준다.

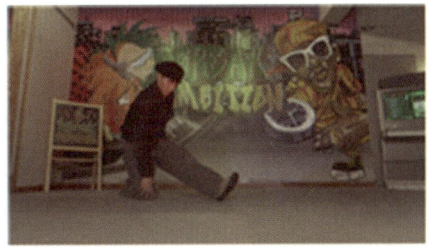

6. 오른쪽 정강이를 땅에 대고 뒤로 밀어준다.

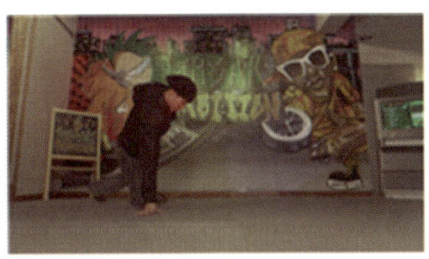

7. 왼 다리를 대각선 뒤로 짚어준다.

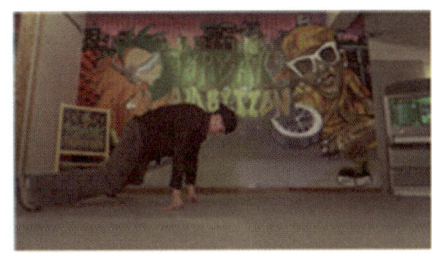

8. 왼손을 짚고 오른 다리도 들어오면서 식스 스텝 뒤 자세를 잡아준다.

1990 to tapmill

나인틴 투 탭밀

*QR코드를 스캔하시면 동영상이 재생됩니다

고급 2/5

나인틴 할 때 내려가는 타이밍이 중요해!

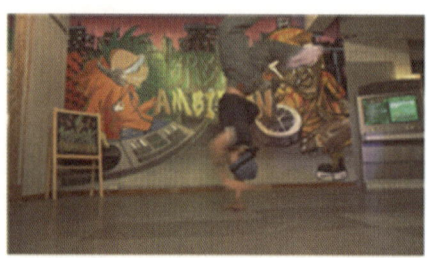

1. 1990을 한다. 그 후 몸의 중심을 오른쪽으로 이동한다.

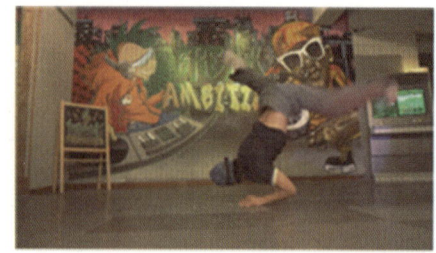

2. 오른손을 내려 물구나무를 잡아주고 두 다리를 130도 벌린다.

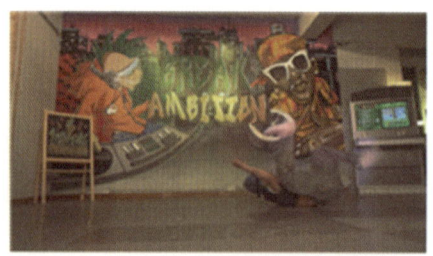

3. 두 손을 접어 바닥으로 내리며 왼 다리를 접어주고 바닥에 내린다. 이때 오른발은 공중에 고정하며 탭밀을 한다.

Elbow air flare to tapmill

엘보우 에어 플레어 투 탭밀　　　　*QR코드를 스캔하시면 동영상이 재생됩니다

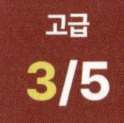

마치 하늘에서 터지는 폭죽 같아!

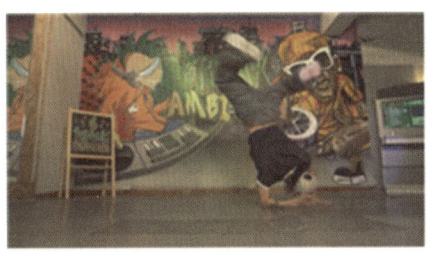 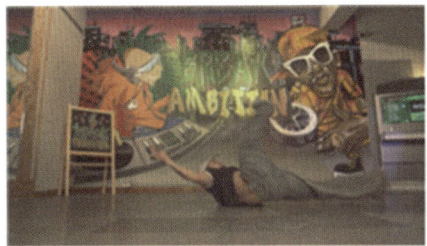

1. 엘보우 에어 플레어를 한다. 마지막 바퀴에서 양손을 밀어 원심력을 강하게 만들어준다.

2. 왼발을 바닥에 내려놓으며 오른발을 크게 원을 그리며 펼친다.

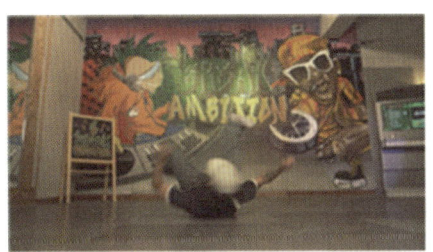

3. 등을 바닥에 대며 두 손을 모아주고 왼발을 접어 탭밀을 한다.

Elbow to pilot freeze

엘보우 투 파일럿 프리즈

*QR코드를 스캔하시면 동영상이 재생됩니다

고급 4/5

여유가 있으면 팝 하듯이 내려와 봐! 더 멋있을 거야!

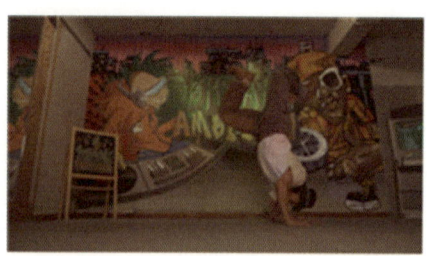

1. 엘보우 프리즈를 만들어준다. 이때 오른 다리는 뒤로 접어주고 왼 다리는 앞으로 접어준다.

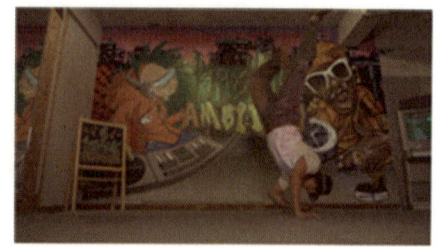

2. 양발을 하늘로 펼쳐주며 몸의 중심을 오른손으로 이동한다. 이때 양손으로 땅을 밀어 왼 팔꿈치를 들어준다.

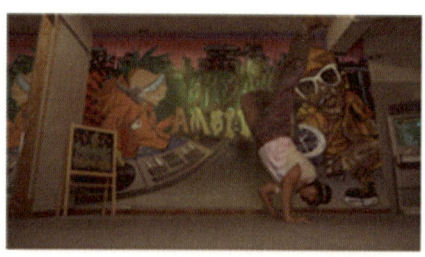

3. 왼손을 오른손과 동일 선상에 내려준다. 이때 오른 다리를 하늘로 곧게 펼쳐주며 왼 다리를 뒤로 접어준다.

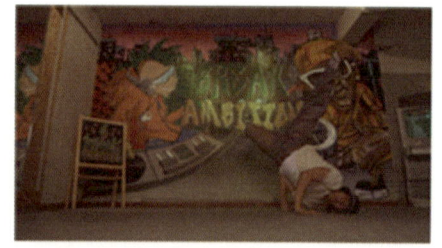

4. 몸과 오른 다리를 오른쪽으로 20도 돌려주면서 왼쪽 옆구리를 왼팔에 올려준다. 이때 머리 왼쪽도 바닥에 내려주어 나이키 프리즈를 만들어 준다.

Jump turn knee drop

점프 턴 니 드랍

*QR코드를 스캔하시면 동영상이 재생됩니다

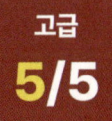

처음에는 낮게 점프해 보고 점점 높게 점프해 봐!

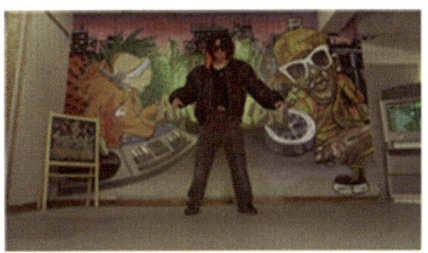

1. 스탠딩 자세에서 시작한다.

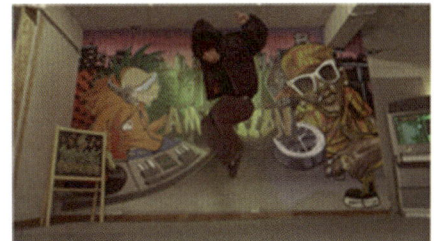

2. 상체를 오른쪽으로 틀며 점프한다. 이때 왼발을 오른발 무릎 뒤에 올려서 모아준다.

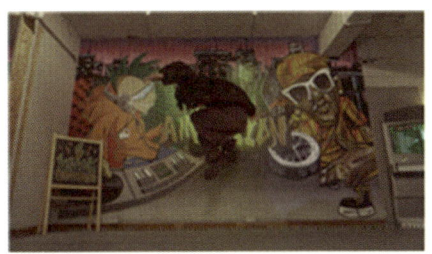

3. 뒤를 볼 때까지 돌아준다.

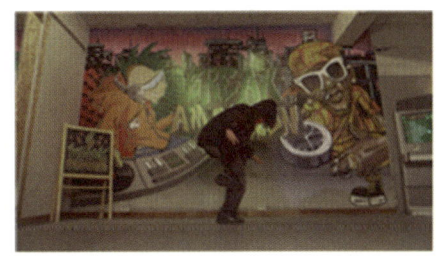

4. 오른 다리를 펴면서 왼발을 무릎에 건 상태로 오른발을 땅에 착지한다.

Jump turn knee drop

점프 턴 니 드랍

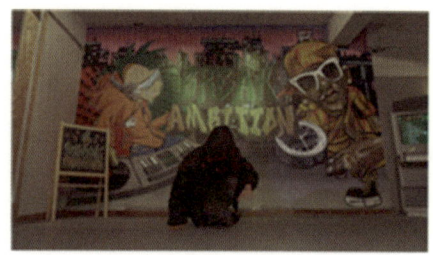

5. 니 드랍을 한다.

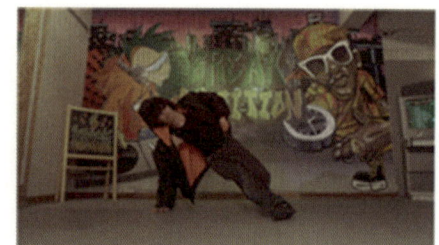

6. 식스 스텝 여섯 번째 자세를 만든다.

L
E
V
E
L

74

> 마르티니크 여행은 정말 잊을 수 없는 추억으로 남아 있어요.
> 그 여행은 계획대로 되는 일이 하나도 없어서
> 정말 예측 불가능한 순간들의 연속이었죠. 당시엔 너무 힘들고 화도 났지만,
> 돌아보면 그 속에서 스스로 의미와 가치를 찾아갔던 시간이었어요.
> 아직도 모든 순간들이 생생히 기억나요. 새로운 친구들과 함께 어울려 놀고,
> 밤에는 모기와 싸우며 잠자리에 들고, 바베큐 파티를 하고,
> 릴주와 함께 바닷가에서 운동하고 놀던 시간들은
> 정말 순수한 청춘 그 자체였어요.
> 그때 앞뒤 재지 않고 목표를 위해 유럽까지 떠났던 용기가
> 지금도 믿기지 않아요.
> 그 열정으로 만든 추억은 아마 다시 힐 수 있을까 싶은 만큼
> 소중하게 남아 있어요.
>
> -JERK-

Air cross step

에어 크로스 스텝

*QR코드를 스캔하시면 동영상이 재생됩니다

고급 1/5

몸을 먼저 틀면서 다리 바꾸는 게 포인트!

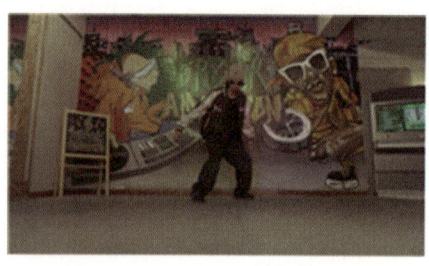

1. 무릎을 구부리고 상체는 왼쪽을 바라본다. 이때 점프 준비를 한다.

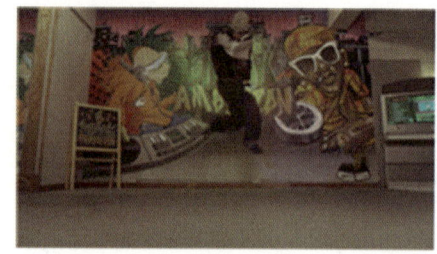

2. 점프하면서 몸을 오른쪽으로 틀고 오른 무릎이 앞으로 가게 두 다리를 들어 겹치게 모아준다.

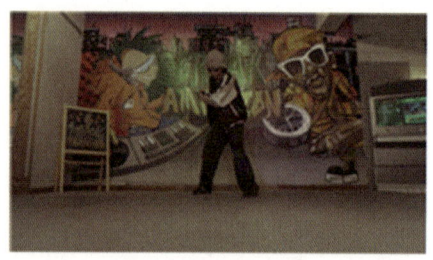

3. 무릎을 구부리고 상체를 오른쪽을 바라본다. 이때 점프 준비를 한다.

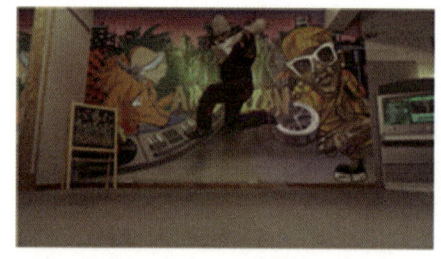

4. 점프하면서 몸을 왼쪽으로 틀고 왼 무릎이 앞으로 가게 두 다리를 들어 겹치게 모아준다.

Air cross step

에어 크로스 스텝

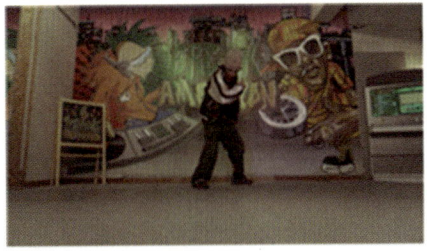

5. 왼쪽을 바라보며 두 다리를 펼쳐 준다.

Air flare to windmill

에어 플레어 투 윈드밀

*QR코드를 스캔하시면 동영상이 재생됩니다

고급 2/5

파워풀하게 만들어 봐!

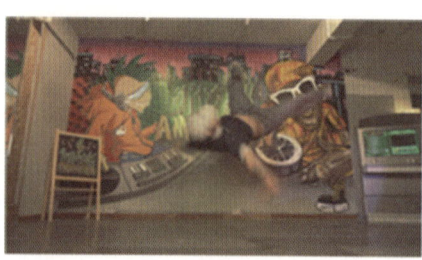

1. 에어 플레어를 한다. 그 후 몸의 중심은 왼쪽으로 이동한다.

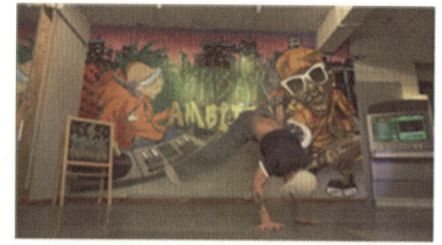

2. 두 손을 바닥에 대고 두 다리를 130도 펼쳐준다.

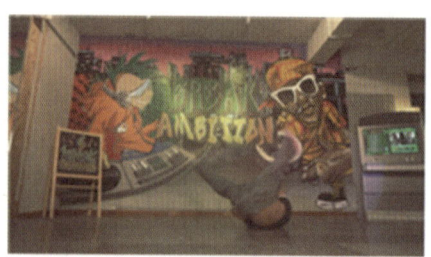

3. 두 손을 접으며 오른 다리를 올려주며 윈드밀을 한다.

Elbow air flare to munchmill

엘보우 에어 플레어 투 먼치밀

*QR코드를 스캔하시면 동영상이 재생됩니다

고급 3/5

팔꿈치를 조심해!

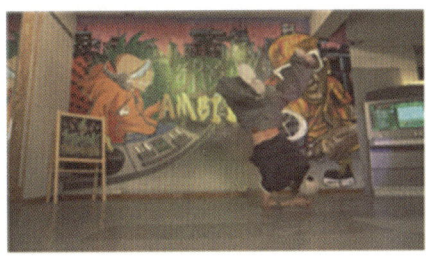

1. 엘보우 에어 플레어를 한다. 마지막 바퀴에서 양손을 밀어 원심력을 강하게 만들어준다.

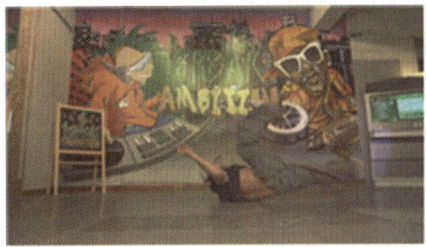

2. 왼발을 바닥에 내려놓고 오른발을 크게 원을 그리며 펼친다.

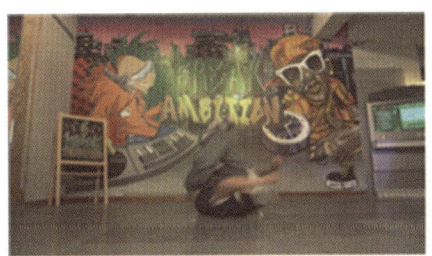

3. 등을 바닥에 대며 두 손을 모아주고 양발을 교차하여 먼치밀을 한다.

Elbow to shoulder freeze

엘보우 투 숄더 프리즈

*QR코드를 스캔하시면 동영상이 재생됩니다

고급 4/5

은근히 쉬워 보이지만 어렵다고!

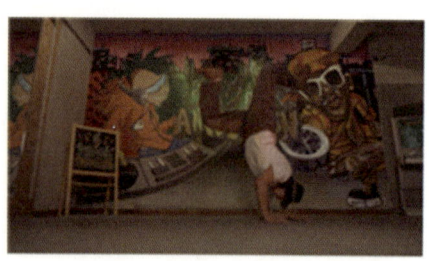

1. 엘보우 프리즈를 만들어준다. 이 때 오른 다리는 뒤로 접어주고 왼 다리는 앞으로 접어준다.

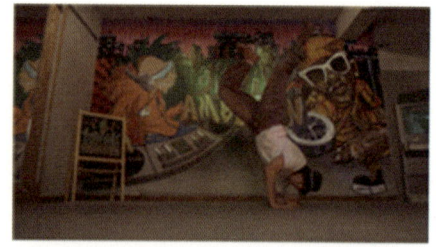

2. 양 다리를 하늘로 펼쳐주며 몸의 중심을 오른손으로 이동한다. 이때 시선을 오른쪽으로 20도 돌려주며 왼팔을 접어준다.

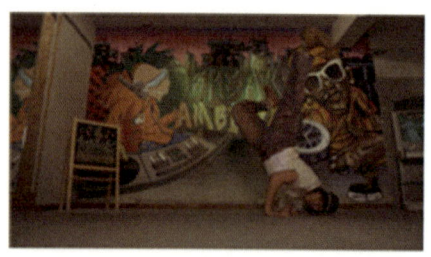

3. 왼쪽 손등을 돌려 바닥에 내려주며 왼쪽 어깨와 왼쪽 머리를 동시에 바닥에 내려준다.

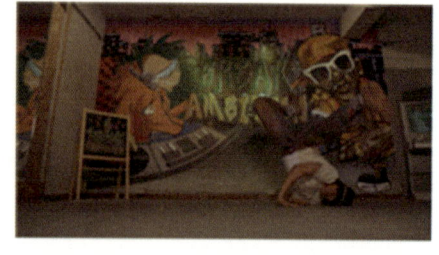

4. 오른 다리를 오른쪽으로 90도 기울이고 왼쪽 어깨로 중심을 이동해 숄더 나이키 프리즈를 만들어준다.

Hook CC spin

후크 씨씨 스핀

*QR코드를 스캔하시면 동영상이 재생됩니다

고급 5/5

후크가 정말 많이 들어있네!

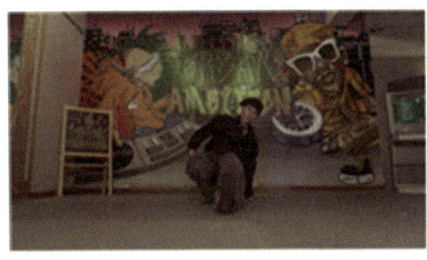

1. 식스 스텝 앞 자세에서 왼 다리를 펴고 왼손을 왼쪽 땅에 짚어준다.

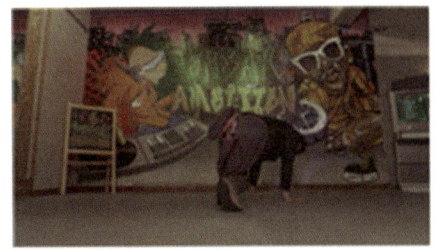

2. 몸을 왼쪽으로 틀면서 오른 무릎을 왼 다리 무릎 뒤에 걸어주고 오른손을 왼손 옆에 짚으며 CC를 해준다.

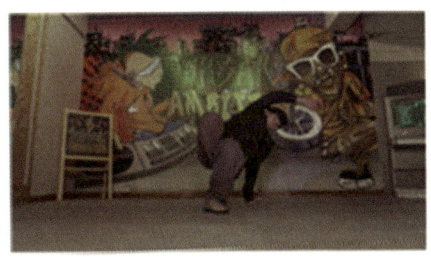

3. 오른손을 밀어주면서 떼고 오른쪽 발목을 왼쪽 무릎 뒤에 걸어준다.

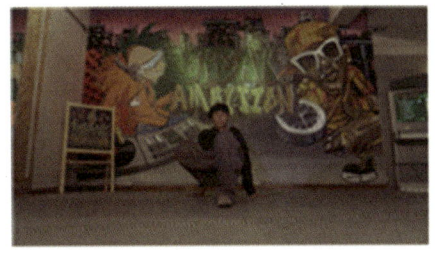

4. 오른손을 오른쪽에 짚어준다.

Hook CC spin

후크 씨씨 스핀

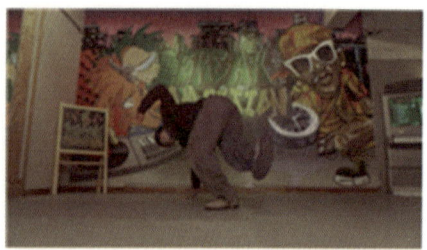

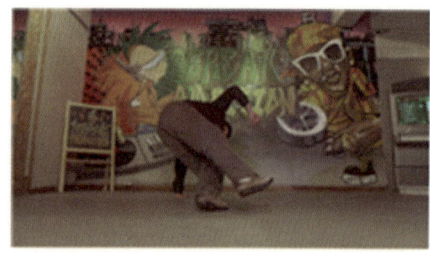

5. 몸을 오른쪽으로 틀면서 왼손을 떼고 오른 다리를 뒤쪽으로 쭉 펴준다.

6. 오른손 떼면서 왼손을 짚고 왼쪽방향으로 몸을 더 틀어준다.

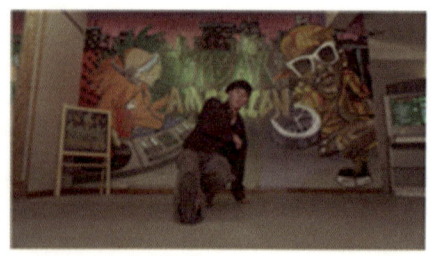

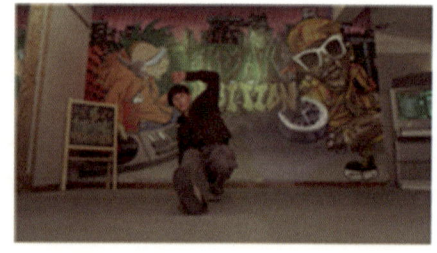

7. 왼발을 몸 쪽으로 당겨와 땅에 짚어준다. 이때 오른쪽으로 몸을 틀어준다.

8. 왼손을 떼고 오른손을 짚어준다.

L
E
V
E
L

75

> 2022년, BKA와 함께 활동을 시작하면서
> 춤에 대한 태도와 연습 방식,
> 배틀 준비 과정까지 모든 것이 달라졌어요.
> 처음에는 어렵고 낯설었지만, 시간이 지나면서
> 새로운 방식에 적응하게 되었어요.
> 그 이후로 춤을 추는 방식뿐 아니라
> 삶의 많은 부분이 변화했고,
> 시야가 넓어지기 시작했어요.
> 이 경험은 저에게 중요한 전환점이 되었어요.
>
> -TAZAKI-

2touch back slide twist indian step

투터치 백 슬라이드 트위스트 인디언 스텝 *QR코드를 스캔하시면 동영상이 재생됩니다

고급 1/5

마지막 포즈를 자신의 포즈로 바꿔도 좋아!

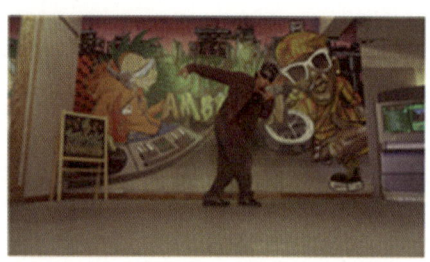

1. 트위스트 인디언 스텝을 한다.

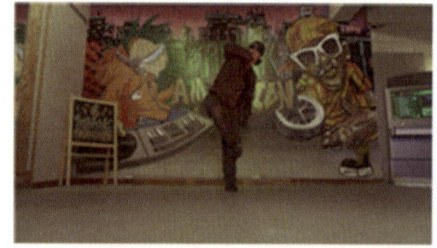

2. 상체를 오른쪽으로 틀면서 오른 무릎을 들어준다.

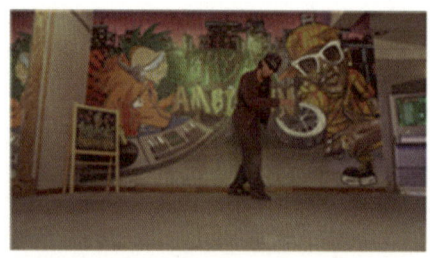

3. 오른발을 내려놓으며 다시 인디언 트위스트 스텝을 한다.

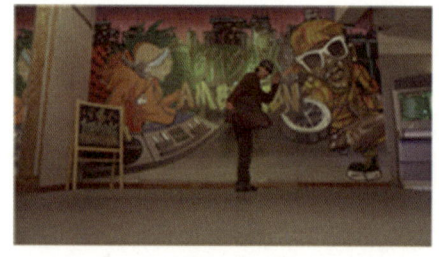

4. 상체를 왼쪽으로 틀어서 오른 다리 접으면서 들고 오른손으로 오른발 터치 한다.

2touch back slide twist indian step

투터치 백 슬라이드 트위스트 인디언 스텝

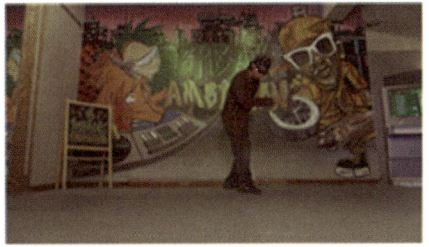

5. 상체를 오른쪽으로 틀어서 정면 보고 왼 다리를 뒤로 다시 내려놓는다.

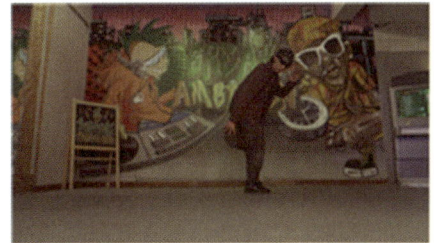

6. 상체를 왼쪽으로 틀며 왼발을 접어 오른 다리 뒤에서 오른손으로 왼발을 터치한다.

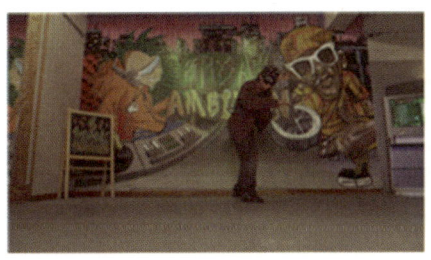

7. 상체를 오른쪽으로 틀어서 정면을 보고 왼 다리를 다시 뒤에 내려놓는다.

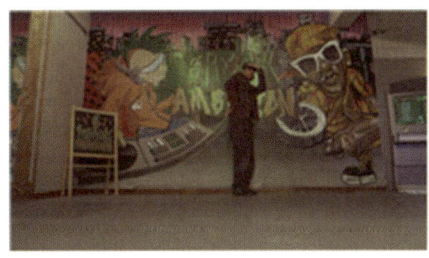

8. 뒤로 슬라이드 한다.

1990 to swipes

나인틴 투 스와입스

*QR코드를 스캔하시면 동영상이 재생됩니다

고급 2/5

나인틴은 몸통을 빨리 틀어 발이 땅에 닿는 게 포인트!

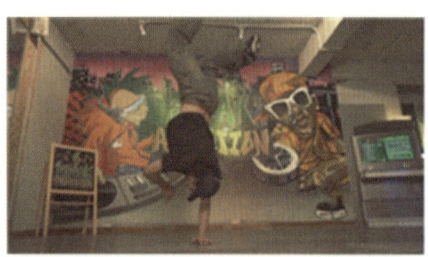

1. 1990을 한다. 그 후 몸의 중심을 오른쪽으로 이동한다.

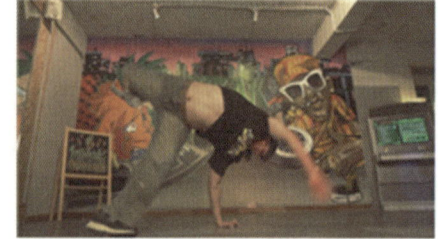

2. 오른손을 내려 물구나무를 잡아주고 왼발을 펼쳐 공중에서 내려놓는다.

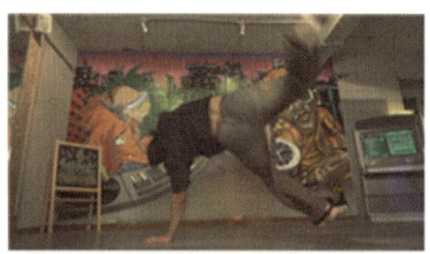

3. 상체를 오른쪽으로 틀어 스와입스를 한다.

Air flare to swipes

에어 플레어 투 스와입스

*QR코드를 스캔하시면 동영상이 재생됩니다

고급
3/5

스와입스 할 때 뒤에서 다리로 큰 원을 만들어 보자!

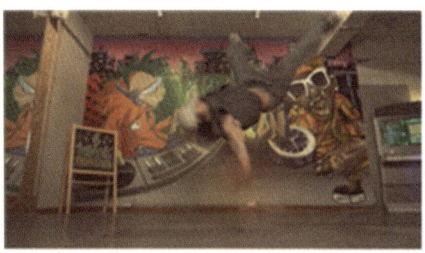

1. 에어 플레어를 한다. 그 후 몸의 중심을 왼쪽으로 이동한다.

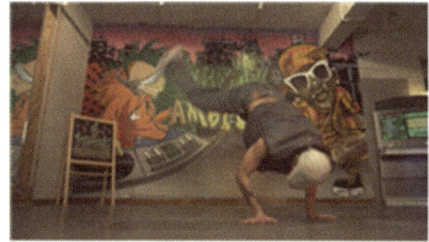

2. 두 손을 바닥에 대고 두 다리를 130도 펼쳐준다.

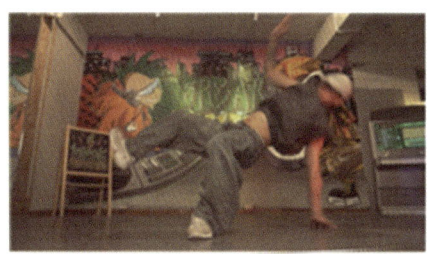

3. 왼발을 펼쳐 공중에서 내려놓는다. 그 후 상체를 오른쪽으로 틀어 스와입스를 한다.

Air to baby freeze

에어 투 베이비 프리즈

*QR코드를 스캔하시면 동영상이 재생됩니다

고급 4/5

마지막까지 긴장의 끈을 놓지 마!

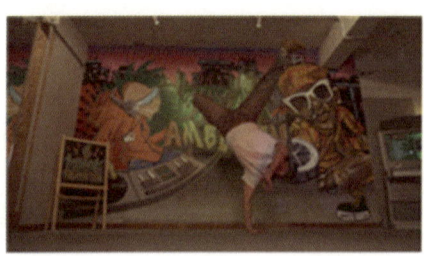

1. 에어 나이키 프리즈를 잡아준다.

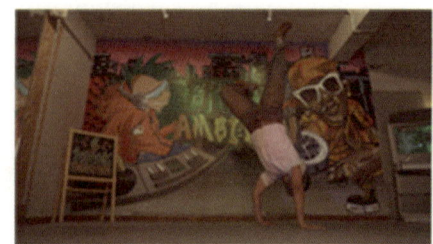

2. 몸의 중심을 오른쪽으로 이동시켜 오른손을 바닥에 내려준다. 이때 오른 다리를 하늘로 펼쳐준다.

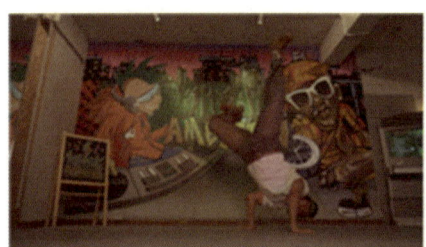

3. 오른팔로 몸을 지탱하면서 몸을 내려주고 왼손을 들어 왼팔을 90도 접어주며 왼쪽 손목을 왼쪽으로 90도 돌린 뒤 바닥에 내려준다.

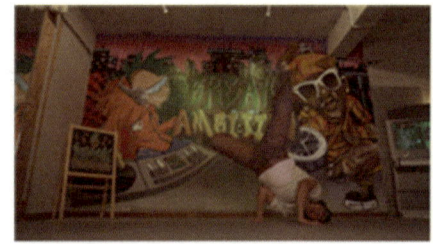

4. 오른 다리를 하늘로 곧게 펼쳐 유지하며 왼쪽 옆구리를 왼팔에 올려준다. 이때 머리 왼쪽도 바닥에 내려준다.

Air to baby freeze

에어 투 베이비 프리즈

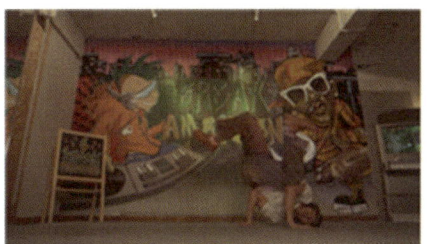 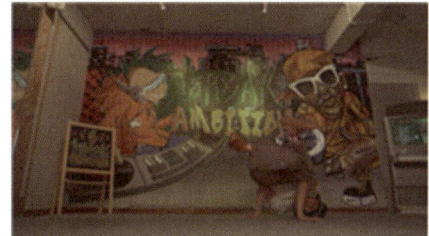

5. 오른 다리는 뒤로 접고 왼 다리는 앞으로 펼쳐 오른 팔꿈치 위에 올려준다.

6. 뒤로 접은 오른 다리를 앞으로 가져와 왼 다리 뒤에 붙여주며 베이비 프리즈를 만들어준다.

Road runner

로드 러너

*QR코드를 스캔하시면 동영상이 재생됩니다

고급 5/5

이 동작으로 빨리 달리는 사람이 되어보자!

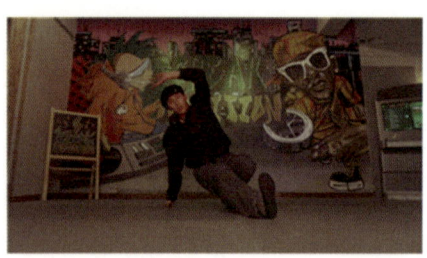

1. 식스 스텝 앞 자세에서 오른 다리를 오른쪽 대각선으로 펴면서 왼쪽 대각선으로 가져온다.

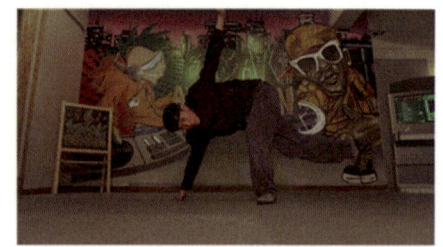

2. 점프를 하면서 착지하고 왼발을 짚고 오른 다리는 왼 무릎 뒤를 지나게 펴 준다.

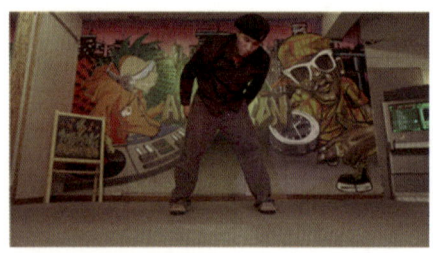

3. 오른발을 오른손이 있던 자리에 놓으면서 일어난다.

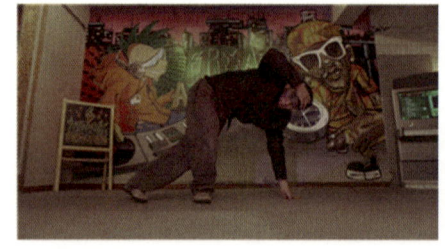

4. 왼손을 짚으면서 왼 다리가 오른쪽 무릎 뒤를 지나게 오른쪽 땅에 왼발을 짚어준다.

Road runner

로드 러너

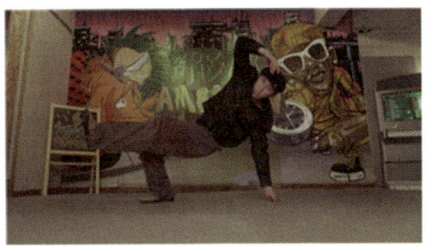

5. 오른발을 왼 무릎 뒤에 짚어주고 왼 다리는 오른쪽 방향 45도 높이로 들어준다.

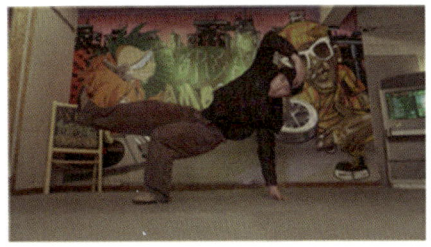

6. 오른 다리와 왼 다리 위치를 바꿔준다.

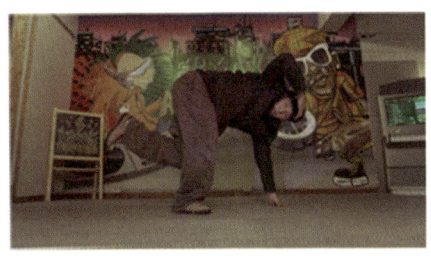

7. 오른 다리를 왼 무릎 앞에 짚어주고 왼 다리를 들어준다.

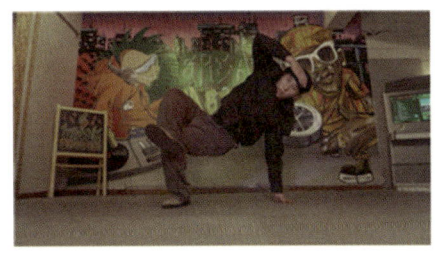

8. 왼발을 땅에 짚으면서 오른쪽 발목을 왼쪽 무릎 위에 걸어준다. 이때 무릎은 정확히 오른쪽을 바라본다.

LEVEL

76

> 2024 진주 SDF가 생각이 나네요.
> 큰 배틀은 아니었지만, 저에게는 특별한 의미와 추억을 남긴
> 순간이었어요. 제가 춤으로 성장한 공간에서, 어린 시절부터 지켜봐 온 무대에서
> 좋아하는 사람들과 함께, 동경하던 형과 같은 무대에서
> 결승까지 마음껏 춤을 출 수 있었던 것은
> 잊을 수 없는 추억이었어요.
> 춤을 추는 순간, 다음 순서를 기다리며 준비하는 시간 등
> 모든 과정이 큰 즐거움과 의미로 다가왔어요. 그 순간들은
> 저에게 춤에 대한 열정을 되새기고,
> 스스로 조금씩 성장하고 있음을 깨닫게 해주었어요.
>
> -SOAR-

Air flare to munchmill

에어 플레어 투 먼치밀

고급 1/5

에어 플레어 할 때 어깨를 조심해!

*QR코드를 스캔하시면 동영상이 재생됩니다

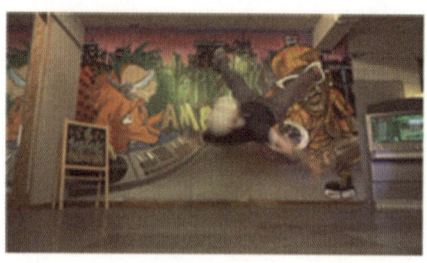

1. 에어 플레어를 한다. 그 후 몸의 중심을 왼쪽으로 이동한다.

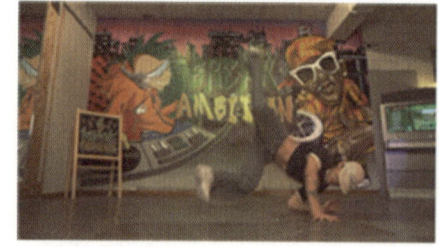

2. 두 손을 바닥에 내리고 양다리를 130도 벌려준다.

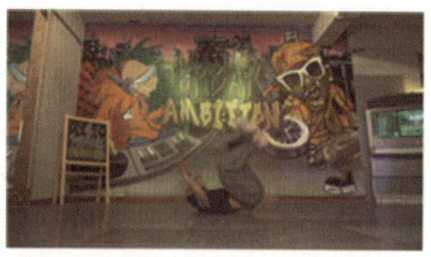

3. 이때 두 손을 접어 양다리를 교차해 등을 바닥에 내려준다. 그 후 두 손을 가슴으로 모아 먼치밀을 한다.

Air flare to tapmill

에어 플레어 투 탭밀

*QR코드를 스캔하시면 동영상이 재생됩니다

고급 2/5

위에서 아래로 내려오는 파워 무브 콤보를 하고 싶다면 적극 추천!

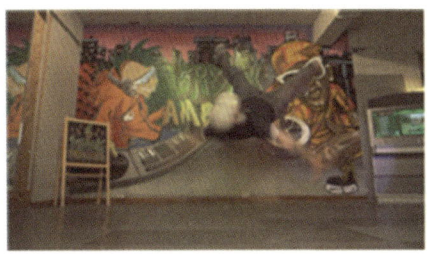

1. 에어 플레어를 한다. 그 후 몸의 중심을 왼쪽으로 이동한다.

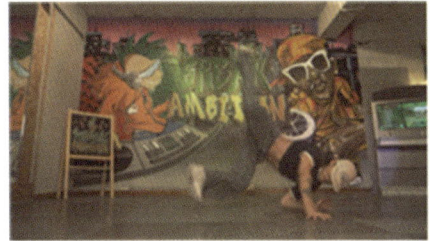

2. 두 손을 바닥에 내리고 양다리를 130도 벌려준다.

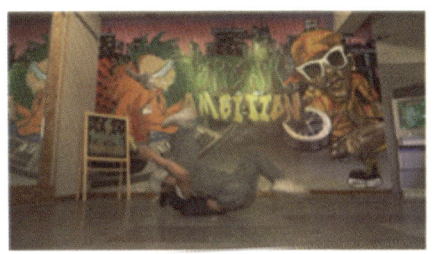

3. 이때 두 손을 접어 바닥에 내려주며 왼 다리를 접어 왼 발바닥을 바닥에 내려놓는다. 이때 두 손을 가슴으로 모아 탭밀을 한다.

Air to shoulder freeze

에어 투 숄더 프리즈

*QR코드를 스캔하시면 동영상이 재생됩니다

고급 3/5

숄더 프리즈 내릴 때 숨을 참고 내려봐!

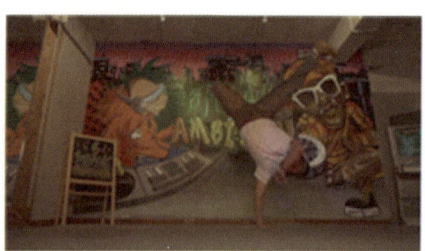

1. 에어 나이키 프리즈를 만들어준다.

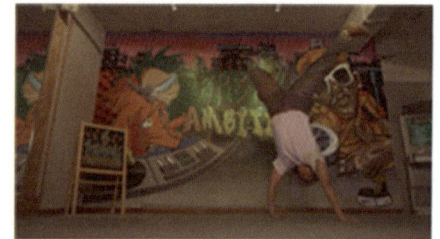

2. 몸의 중심을 오른쪽으로 이동시키고 오른손을 바닥에 내려준다. 이때 오른 다리는 오른쪽 하늘 45도로 펼쳐준다.

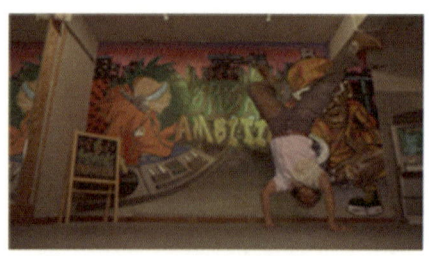

3. 오른손으로 몸을 지탱하고 왼손을 들어 접어준 뒤 왼 손목을 왼쪽 90도로 돌려 바닥에 내려준다.

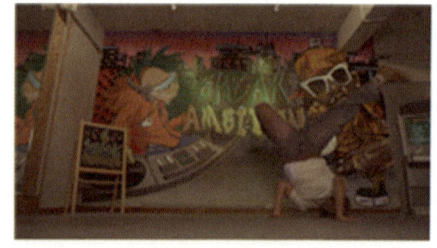

4. 오른 다리를 오른쪽으로 45도 기울이고 왼쪽 옆구리를 왼 팔꿈치에 내려준다. 이때 왼쪽 머리도 바닥에 내려준다.

Air to shoulder freeze

에어 투 숄더 프리즈

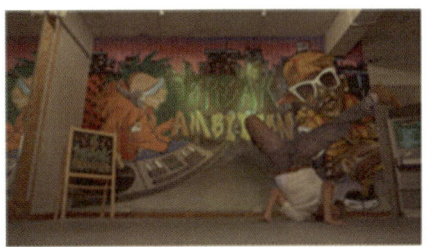

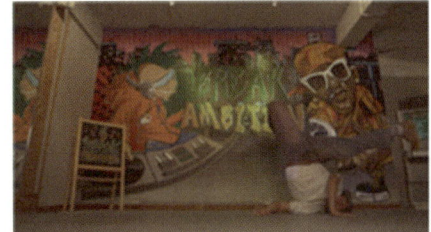

5. 왼쪽 어깨를 바닥에 내려준다.

6. 왼손을 들어준 뒤 왼손등을 바닥에 내려준다. 이때 오른 다리는 오른쪽으로 90도 기울여 숄더 나이키 프리즈를 만들어준다.

Back roll tap

백 롤 탭

*QR코드를 스캔하시면 동영상이 재생됩니다

고급 4/5

발부터 떨어지는 게 포인트!

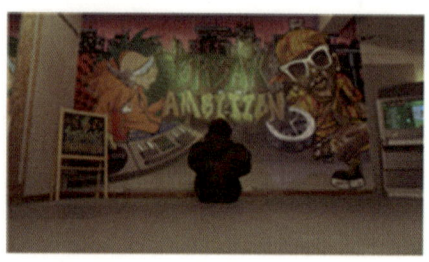

1. 무릎을 가슴 쪽으로 가져오면서 쪼그려 앉는다.

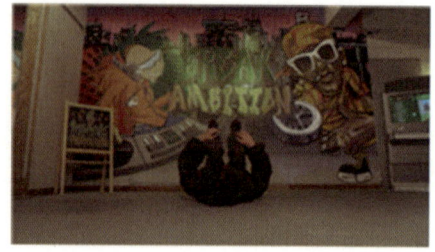

2. 반동으로 등까지 다 닿게 눕는다. 이때 다리를 가슴 쪽으로 모아준다.

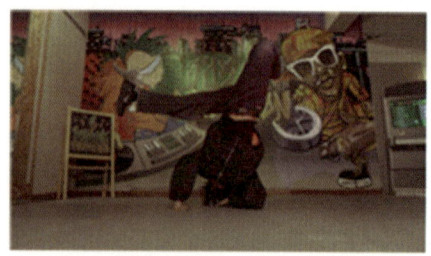

3. 손과 다리로 몸을 들면서 오른쪽 엘보우 프리즈 만든다.

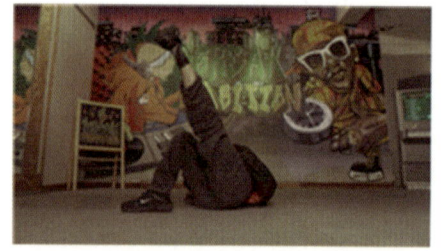

4. 떨어지면서 상체를 오른쪽으로 틀고 머리를 오른쪽 엘보우 위쪽으로 빼면서 계속 힘을 주며 엘보우에서 숄더 프리즈 만든다.(윈드밀 손 느낌) 이때 다리는 왼 다리를 들어주고 오른발로 바닥을 탭을 해서 충격 흡수를 해준다.

Back roll tap

백 롤 탭

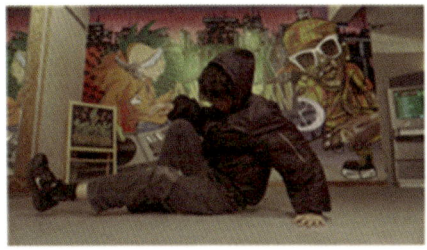

5. 몸을 왼쪽으로 돌려 상체를 일으킨다. 이때 다리 모양은 고정이다.

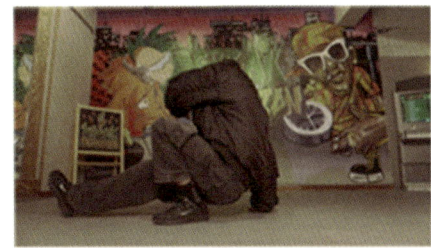

6. 오른 다리를 펼쳐주면서 오른손으로 몸을 지탱한다.

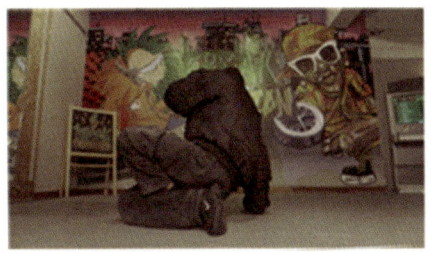

7. 오른 다리로 스윕을 해 후크 자세를 만든다.

Drop knee foot

드랍 니 풋

*QR코드를 스캔하시면 동영상이 재생됩니다

고급 5/5

점점 내려가면서 하는 게 중요해!

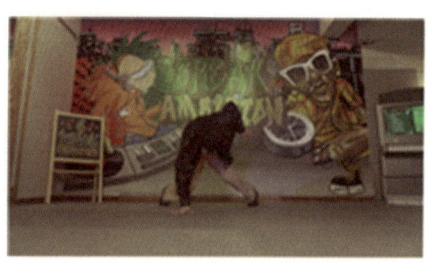

1. 식스 스텝 뒤 자세에서 왼손을 들어준다.

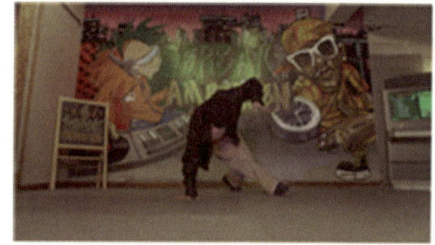

2. 오른 다리를 왼 방향 앞쪽으로 찬다.

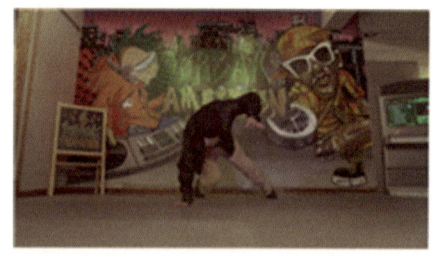

3. 오른발을 몸 쪽으로 짚고 왼발은 교차하면서 바깥으로 빼준다.

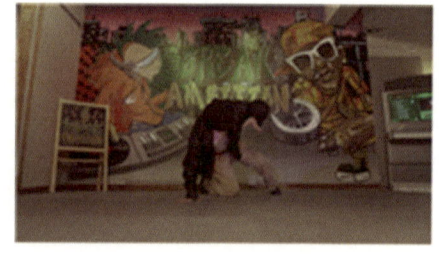

4. 왼 다리는 약간 굽힌 상태에서 오른 무릎과 오른발을 땅에 댄다.

Drop knee foot

드랍 니 풋

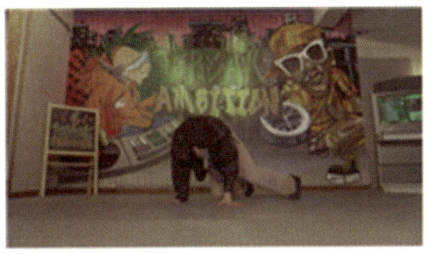

5. 그 상태에서 오른발과 왼발만 왼쪽으로 한 발짝 이동시킨다.

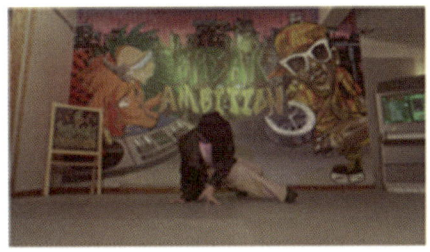

6. 오른팔을 굽히면서 팔꿈치를 배에 대고 오른 다리를 왼쪽으로 차면서 왼 다리는 뒤로 이동시킨다.

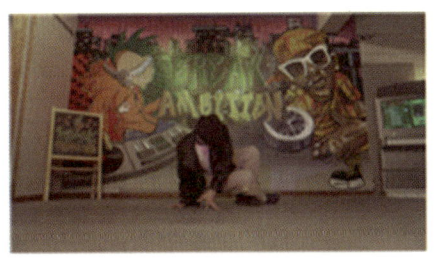

7. 오른 다리로 왼쪽 발목을 감아준다.

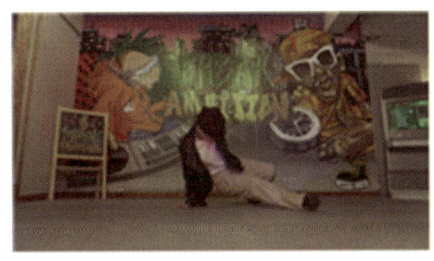

8. 왼손을 떼면서 오른 다리를 펴준다.

L
E
V
E
L

77

> 부천 비보잉 K 댄스 페스티벌 공연이
> 정말 기억에 남아요.
> 무대가 넓고 관객도 많아
> 공연의 열기가 대단했어요.
> 이 무대를 통해 춤을 출 때 액팅의 중요성에 대해
> 다시 한 번 깊이 생각해보게 되었어요.
> 관객과의 소통과 감정 표현이
> 얼마나 중요한지를 느낄 수 있었던
> 소중한 경험이었어요.
>
> -KURO-

Elbow air flare to flare

엘보우 에어 플레어 투 플레어

*QR코드를 스캔하시면 동영상이 재생됩니다

고급 1/5

열정적인 너의 앨보우 에어 플레어 투 플레어를 보여줘!

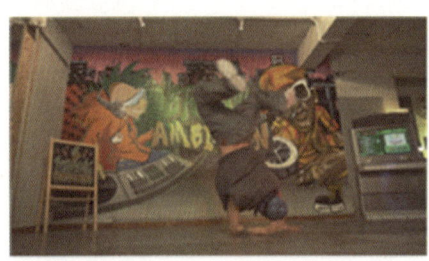

1. 엘보우 에어 플레어를 한다. 마지막 바퀴에서 양손으로 밀어 원심력을 강하게 만들어준다.

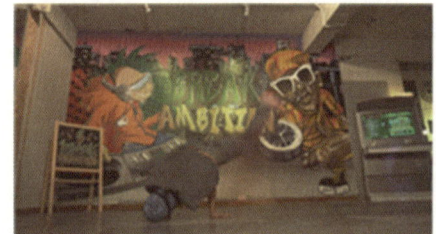

2. 왼발을 바닥에 내리고 오른발을 크게 돌려 등을 바닥에 내린다. 이때 몸을 오른쪽으로 틀어 프리즈를 잡고 두 다리를 130도 벌린다.

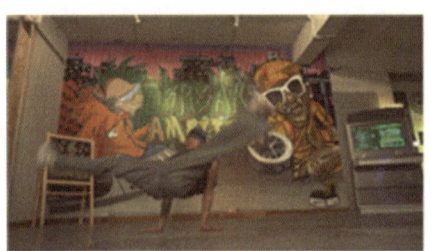

3. 두 다리를 펼친 상태로 몸의 정면 방향으로 플레어를 한다.

Elbow air flare to swipes

엘보우 에어 플레어 투 스와입스

*QR코드를 스캔하시면 동영상이 재생됩니다

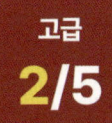
고급
2/5

다리를 힘차게 펴보자!

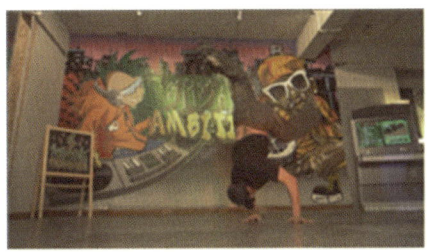

1. 엘보우 에어 플레어를 한다. 마지막 바퀴에서 양손을 밀어 몸을 들어준다.

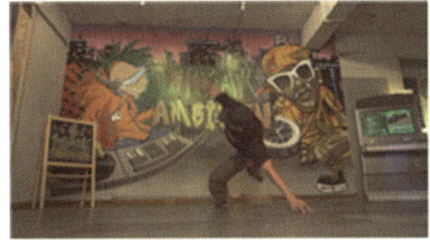

2. 왼발을 바닥에 내려놓고 몸을 오른쪽으로 틀어준다.

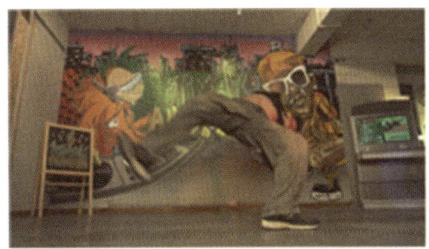

3. 상체를 들어주며 스와입스를 한다.

Hollow-back to bridge freeze

할로우-백 투 브릿지 프리즈   *QR코드를 스캔하시면 동영상이 재생됩니다

고급 3/5

발을 내릴 때 끝까지 힘을 주고 내려보자!

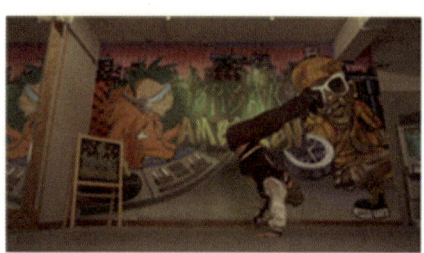

1. 할로우 백 폴더 프리즈를 잡아준다.

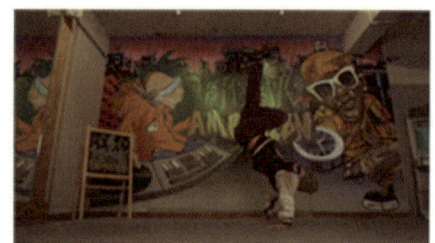

2. 먼저 오른발을 하늘로 펼쳐준다. 이때 왼발은 오른 무릎 위에 올려준다.

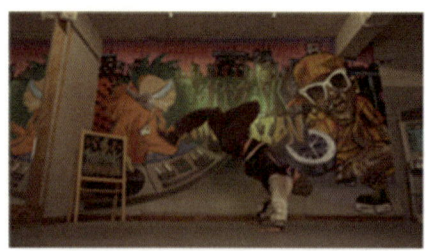

3. 시선은 하늘 방향으로 유지한 채 오른 다리를 뒤로 접어 허리를 펴준다.

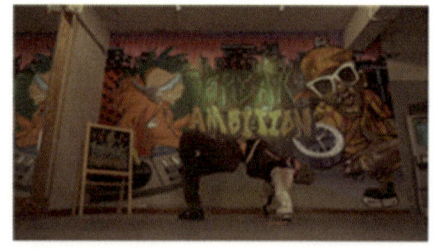

4. 몸의 중심을 양손과 오른발로 이동시키며 오른발을 몸의 뒤쪽 바닥에 내려놓는다. 이때 왼발은 오른 무릎 위에 올려 유지하여 브릿지 프리즈를 만들어준다.

Knee press 6step

니 프레스 식스 스텝　　　　　　　　　*QR코드를 스캔하시면 동영상이 재생됩니다

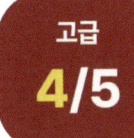
고급
4/5

무릎을 눌러 턴을 하는 게 포인트!

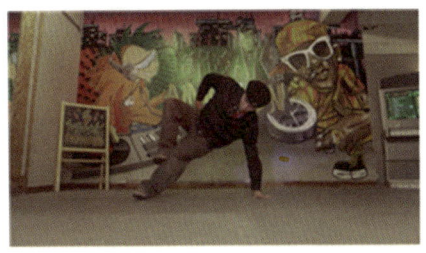

1. 오른발을 왼 무릎 위에 올려준다.

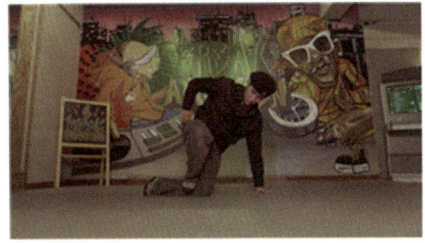

2. 오른발로 왼 무릎을 눌러주면서 왼 무릎을 땅에 짚어준다.

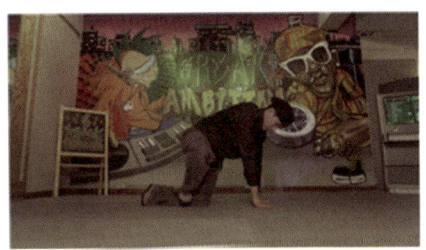

3. 오른손을 왼손 앞쪽에 짚어준다.

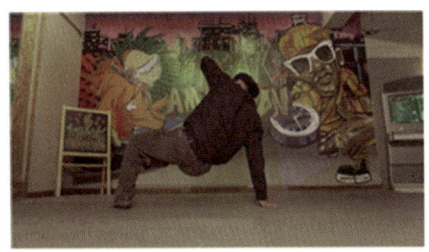

4. 몸을 왼쪽으로 틀면서 왼손을 떼준다.

Knee press 6step

니 프레스 식스 스텝

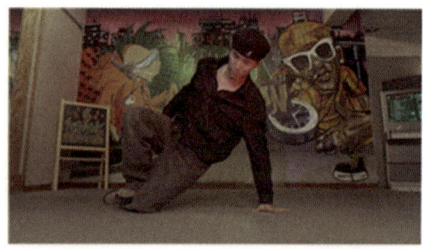

5. 왼손을 몸의 왼쪽 방향 바닥에 짚어주고 오른손을 떼면서 왼 무릎을 다시 바닥에 짚어준다.

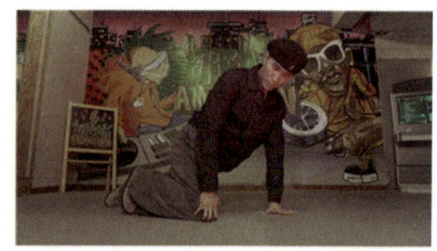

6. 오른손으로 오른 무릎을 잡고 무릎이 땅에 닿게 눌러준다.

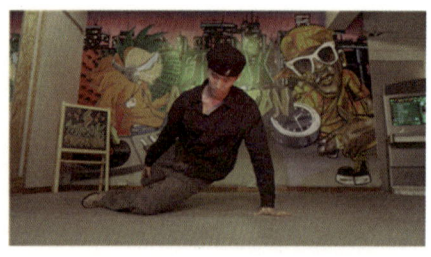

7. 오른손으로 오른 무릎을 뒤로 밀어주면서 오른발을 오른쪽 대각선 뒤에 짚어준다.

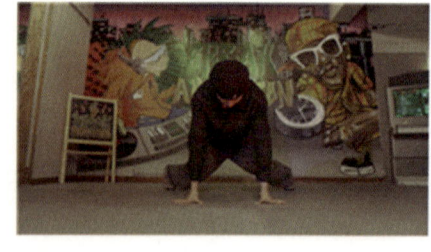

8. 왼발이 들어오고 오른손을 땅에 짚으면서 식스 스텝 1번 자세를 만들어준다.

Upper isolation step

어퍼 아이솔레이션 스텝

*QR코드를 스캔하시면 동영상이 재생됩니다

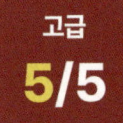

어깨와 머리 빼곤 다 멈춰있어야 해!

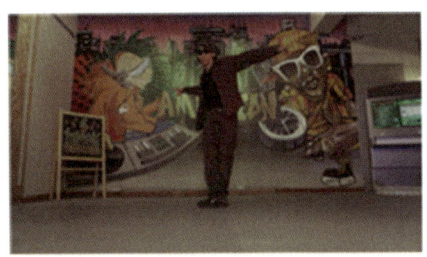

1. 인디언 스텝을 한다.

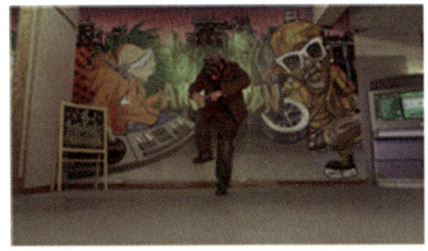

2. 오른 다리를 90도 들어 올리고 머리를 대각선 앞으로 내민다. 이때 다른 곳은 움직이면 안 된다.

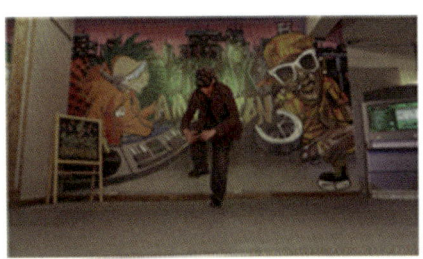

3. 어깨를 대각선 앞으로 내민다. 이때 다른 곳은 움직이면 안 된다.

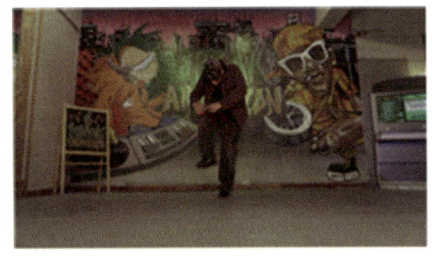

4. 어깨를 대각선 뒤로 들어 올린다. 이때 다른 곳은 움직이면 안 된다.

Upper isolation step

어퍼 아이솔레이션 스텝

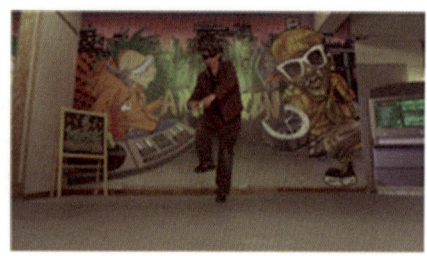 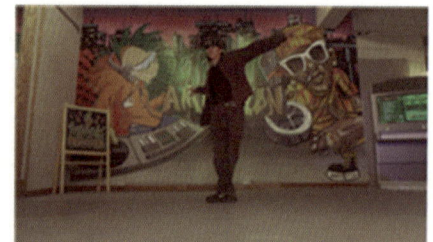

5. 머리를 대각선 뒤로 들어 올린다. 이때 다른 곳은 움직이면 안 된다.

6. 오른발을 왼발 앞쪽으로 내려놓는다. 이때 팔은 아래에서 위로 반원을 그리면서 펼쳐올려주고 상체는 오른쪽 대각선을 향한다.

LEVEL

78

이건 배틀이나 행사는 아닌데
팀이 다 같이 삿포로를 간 적이 있었어요.
팀원 다 같이 해외를 간 것이
처음이기도 하고,
2월이라 다같이
삿포로의 눈밭을 걷던 게
낭만적이어서 기억나네요.

-INHOOK-

2000 to head drill

투틴 투 헤드 드릴

*QR코드를 스캔하시면 동영상이 재생됩니다

고급 1/5

위에서 찌르는 것처럼 아래도 같은 느낌으로 해보자!

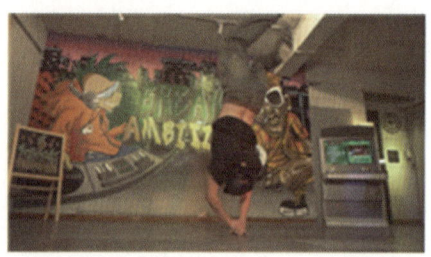

1. 2000을 한다. 그 후 몸의 중심을 오른쪽으로 이동한다.

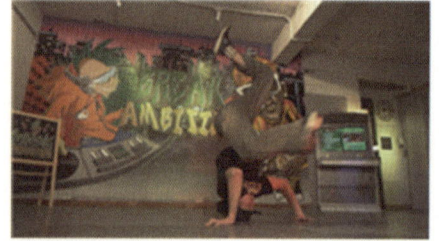

2. 오른손을 바닥에 내려 물구나무를 잡아준다. 양팔을 접어 머리를 바닥에 내린다.

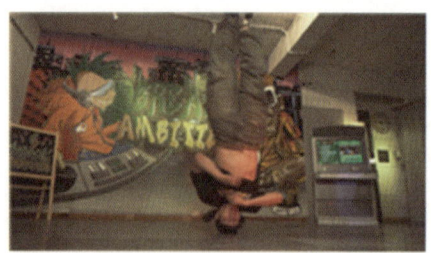

3. 두 다리를 완전히 일직선으로 모으면서 두 손도 가슴으로 모아 헤드 드릴을 해준다.

Air flare to head drill

에어 플레어 투 헤드 드릴

*QR코드를 스캔하시면 동영상이 재생됩니다

고급 2/5

팔을 활짝 펼쳐서 하늘을 바라봐!

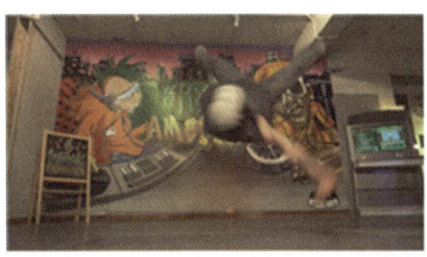

1. 에어 플레어를 한다. 그 후 몸의 중심을 왼쪽으로 이동한다.

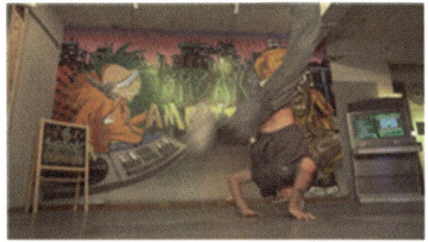

2. 손을 바닥에 내려 물구나무를 만들어준다. 이때 양팔을 접어 머리를 바닥에 내린다.

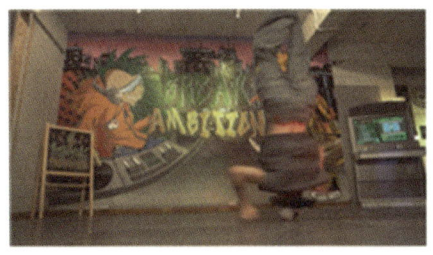

3. 다리를 완전히 모으면서 양손을 가슴으로 모아 헤드 드릴을 한다.

Air to bridge freeze

에어 투 브릿지 프리즈

*QR코드를 스캔하시면 동영상이 재생됩니다

고급 3/5

자신감 있게 가슴을 열어보자!

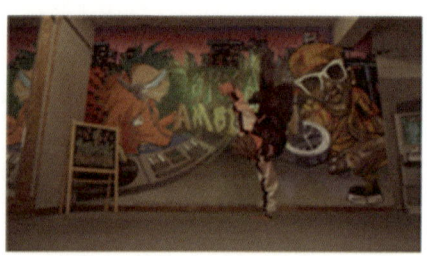

1. 에어 나이키 프리즈를 만들어준다.

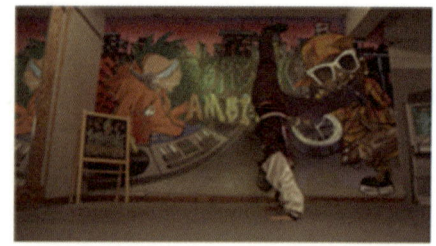

2. 몸의 중심을 왼쪽으로 이동시켜 왼손을 바닥에 내려준다. 이때 왼 다리는 하늘로 펼쳐주고 오른 다리를 몸의 앞쪽 90도 방향으로 펼쳐준다.

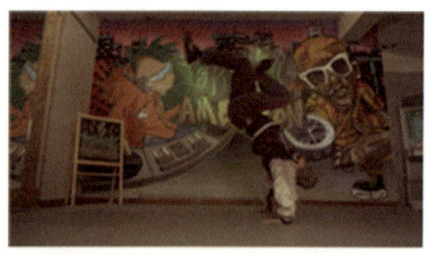

3. 오른 다리를 몸의 뒤쪽 위 45도 방향으로 펼쳐주며 왼발을 오른 무릎 위에 올려준다. 이때 시선은 하늘을 바라본다.

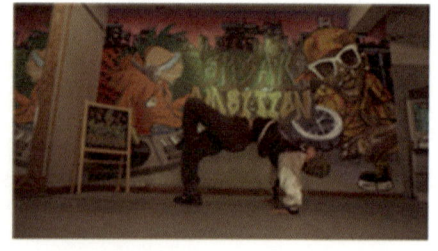

4. 몸을 펼쳐주며 몸의 뒤쪽 바닥에 오른발을 내려놓는다. 이때 몸의 중심을 양팔과 오른발로 이동시켜 한 발로 브릿지를 만들어준다.

Crab bronx step

크랩 브롱스 스텝

*QR코드를 스캔하시면 동영상이 재생됩니다

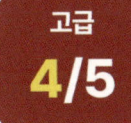

꽃게를 생각하면서 춤을 춰보자!

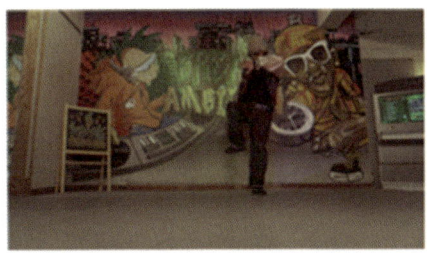

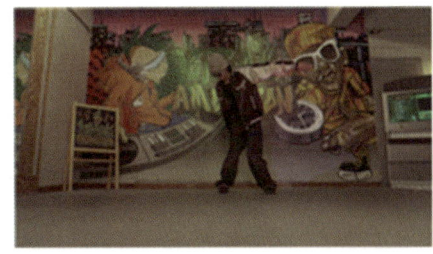

1. 왼팔과 오른 다리를 접으며 오른쪽 무릎은 90도로 접는다. 이때 상체는 오른쪽 대각선을 바라보며 상체 중심을 위쪽으로 두고 손등이 자신을 향하게 만든다.

2. 왼팔을 왼쪽으로 펼치고 다리는 앞꿈치끼리 모아준다.

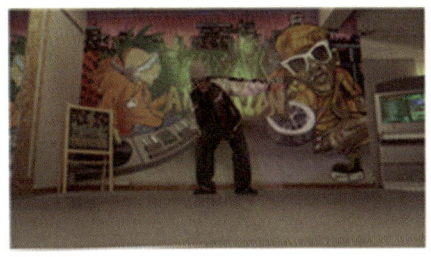

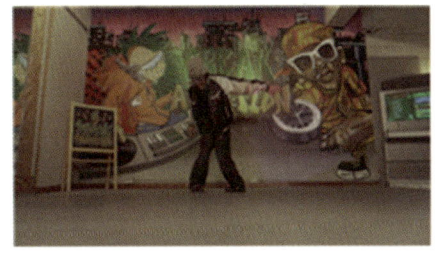

3. 양발의 뒤꿈치를 모아준다.

4. 한 번 더 양발의 앞꿈치를 모아준다.

Crab bronx step

크랩 브롱스 스텝

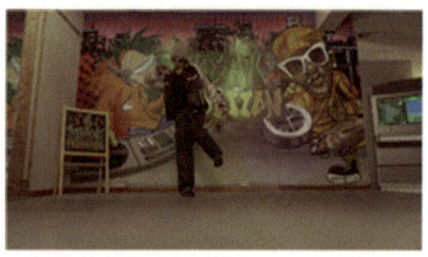 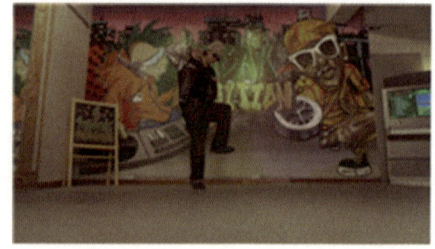

5. 왼발을 45도 접어 오른발 무릎 쪽으로 들어준다.

6. 몸은 왼쪽을 보고 왼발을 90도 접고 무릎을 허리 높이까지 들어준다.

Needle

니들

고급 5/5

왼손 쓰레딩 도 중요하다구!

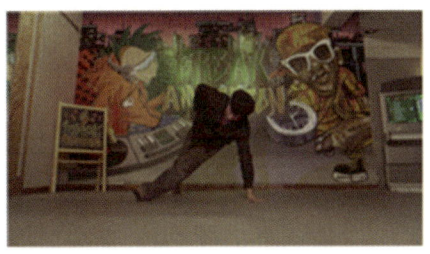

1. 식스 스텝 뒤 자세에서 왼발을 왼손과 같은 선상에 짚어준다.

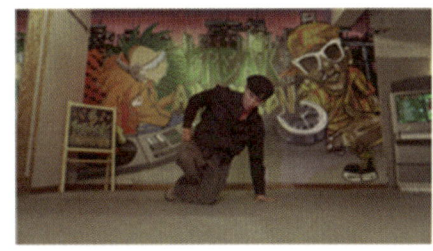

2. 오른발을 왼 다리 무릎 뒤에 걸어준다.

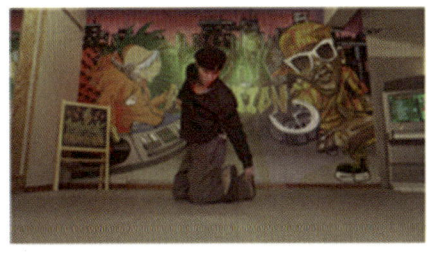

3. 왼발과 골반을 시계방향으로 반 바퀴 틀어주면서 왼발이 왼손 위치까지 도달하게 한다. 이때 왼손으로 왼발을 잡아준다.

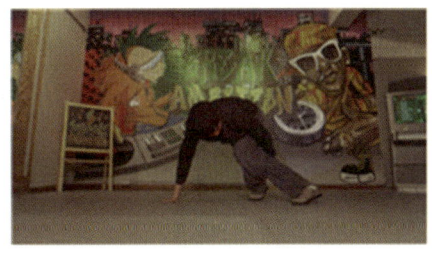

4. 오른손을 짚어주고 왼 무릎을 들면서 오른 다리를 왼쪽 방향으로 쭉 펴고 땅에 짚어준다.

Needle

니들

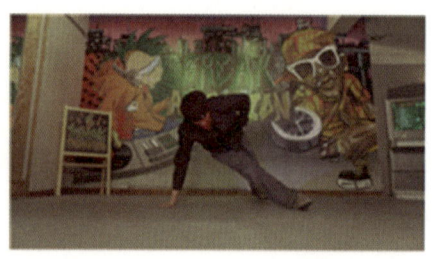 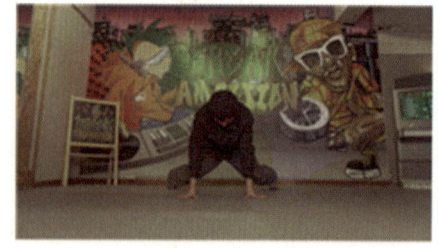

5. 왼손을 떼면서 왼발은 왼쪽 뒤 대각선 방향을 짚으며 식스 스텝 6번째 자세를 잡아준다.

6. 오른발이 들어오고 왼손을 땅에 짚으면서 식스 스텝 1번 자세를 잡아준다.

LEVEL

79

> 모든 순간이 결코 쉽지만은 않은 것 같아요.
> 욕심이 생길수록 만족은 더 어려워지고, 그로 인해 자신에게 더 엄격해집니다.
> 그런 순간들은 정말 힘들지만, 동시에 그 시간이야말로
> 나의 가장 빛나는 모습이 될 거라는 걸 알기에
> 결국엔 그 과정조차 즐기게 되는 것 같아요.
> 그만두고 싶다는 생각을 세 번이나 했었지만,
> 결국 다시 일어나 춤을 선택하게 되더라고요. 힘든 시간을 견디고 나면,
> 그만큼 더 성장한 내 모습을 발견하게 되는 것 같아요.
> 춤을 추며 어려움이 찾아온다면,
> 잠시 쉬어가더라도 다시 일어나 걸어보세요.
> 분명 이전보다 더 단단해진 자신을 만나게 될 거예요.
>
> -COMET-

2000 to head spin

투틴 투 헤드 스핀

*QR코드를 스캔하시면 동영상이 재생됩니다

고급 1/5

헤드 스핀 갈 때 머리를 내리면서 같이 다리를 차주자!

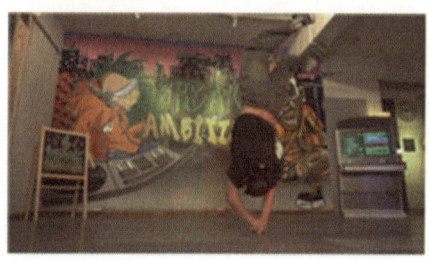

1. 2000을 한다. 그 후 몸의 중심을 오른손으로 이동한다.

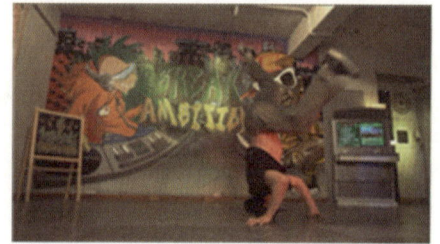

2. 오른손을 바닥에 내려 물구나무를 만들고 양팔을 접어 머리를 바닥에 내린다.

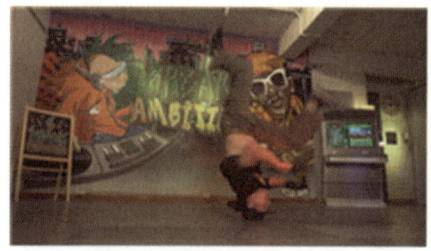

3. 양손으로 바닥을 밀어 헤드 스핀을 한다.

Air flare to flare

에어 플레어 투 플레어

고급 2/5

골반을 열면서 다리를 내밀어 보자!

*QR코드를 스캔하시면 동영상이 재생됩니다

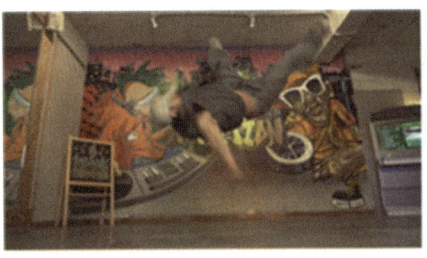

1. 에어 플레어를 한다. 그 후 몸의 중심을 왼쪽으로 이동한다.

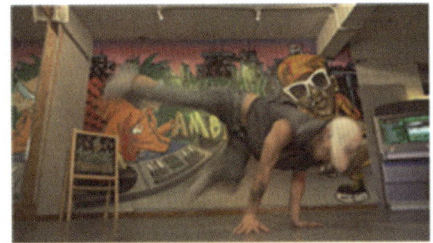

2. 두 손을 바닥에 내리고 양다리를 130도 벌려준다.

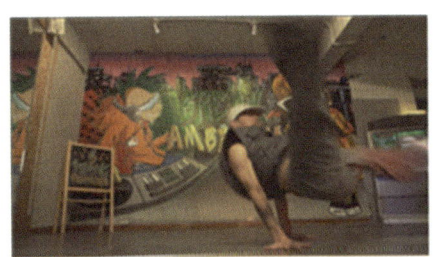

3. 그 후 몸의 정면으로 두 다리를 고정한 채로 오른손을 올리며 다리를 내보내며 플레어를 한다.

Gamble

겜블

*QR코드를 스캔하시면 동영상이 재생됩니다

고급 3/5

남의 눈을 속이듯이 하는 게 포인트!

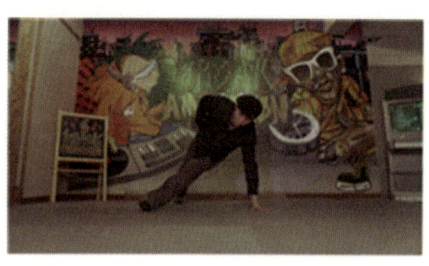

1. 식스 스텝 뒤 자세에서 왼발을 왼손과 일직선상에 놓아준다.

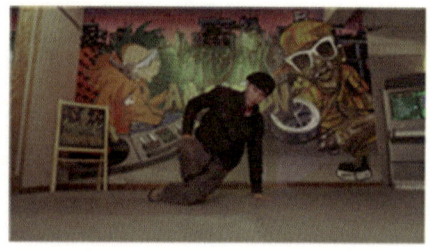

2. 오른발을 왼쪽 무릎 뒤에 걸어준다.

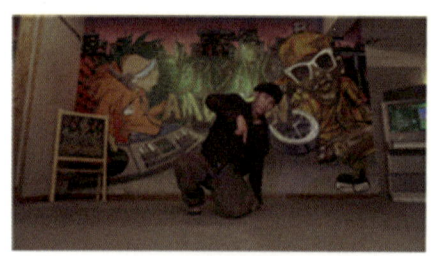

3. 왼발을 왼쪽 방향으로 돌려주고 왼발과 왼 무릎을 땅에 짚어준다.

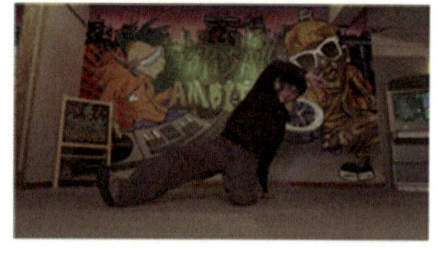

4. 오른 다리를 오른쪽 대각선 방향으로 펴준다.

Gamble

겜블

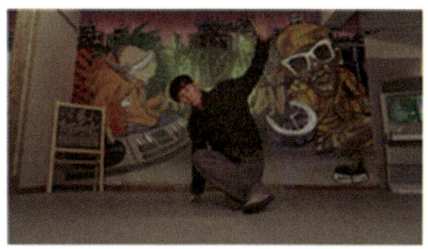

5. 왼손을 떼고 오른손을 짚으면서 오른 다리를 왼쪽 무릎 위에 걸어준다.

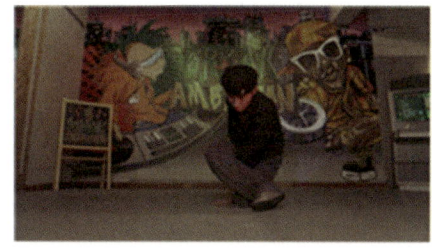

6. 오른손을 떼면서 왼손을 다리 사이로 통과시켜 짚어준다.

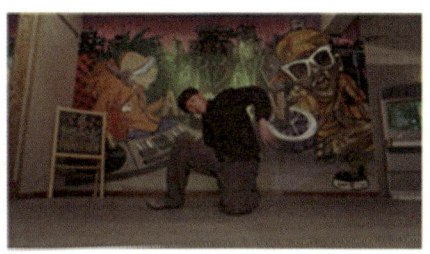

7. 왼손을 떼고 오른손을 왼발 옆에 짚어주면서 오른발을 오른쪽 방향 바닥에 놓는다.

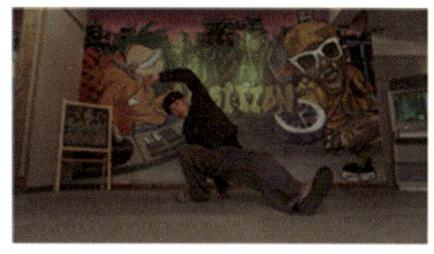

8. 왼 다리를 왼쪽 대각선 방향으로 펴준다.

Gamble

겜블

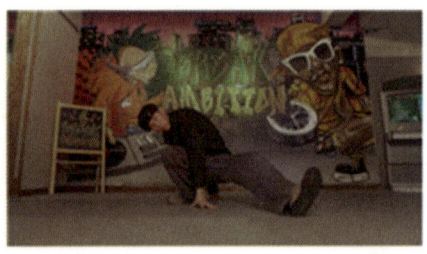 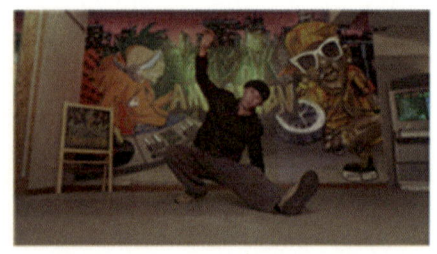

9. 왼손으로 오른발 앞 바닥을 짚어준다.

10. 오른손과 왼손을 바닥에서 떼고 왼손만 몸의 왼쪽을 짚어준다.

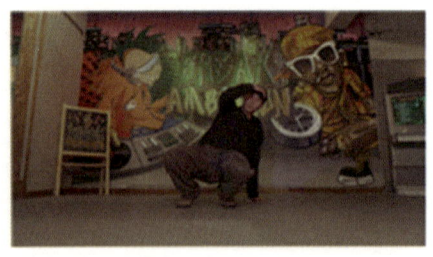

11. 왼발을 오른발과 나란히 짚어주면서 식스 스텝 앞 자세를 만든다.

Hollow-back to head freeze

할로우-백 투 헤드 프리즈

*QR코드를 스캔하시면 동영상이 재생됩니다

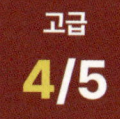

시소를 연상해서 움직여 보자!

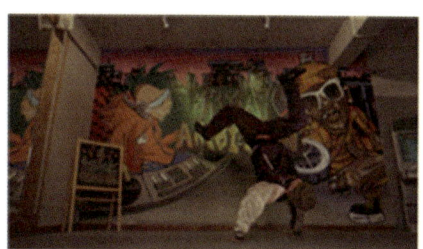

1. 할로우 백 프리즈를 만들어준다.

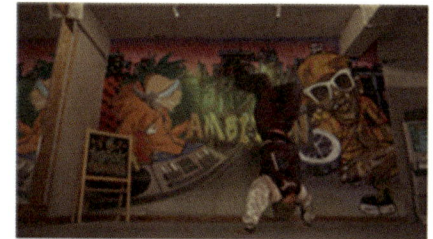

2. 오른 다리를 뒤로 접어주며 머리를 양팔과 동일 선상에 위치하게 한다. 이때 시선은 하늘에서 정면을 바라본다.

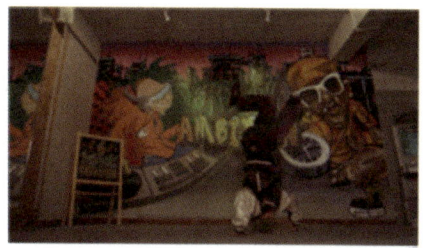

3. 왼 다리를 앞으로 접어주며 정수리를 바닥에 내려준다.

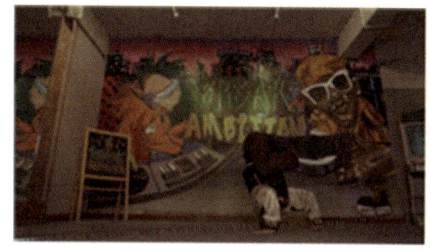

4. 왼발을 오른 무릎에 올려주고 오른 다리를 펼쳐 몸의 앞 90도로 기울인다. 이때 양손을 들어 머리의 앞 45도 방향에 내려주어 헤드 긴 프리즈를 만들어 준다.

Scissors shuffle drop

씨져스 셔플 드랍

*QR코드를 스캔하시면 동영상이 재생됩니다

고급 5/5

손으로 땅을 밀어 체공시간을 만들어야 해!

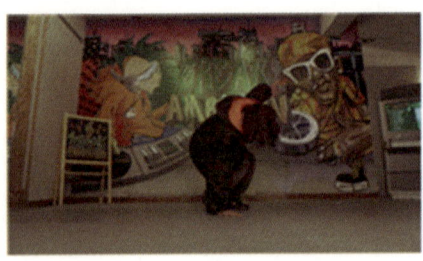

1. 오른손을 가운데 앞 땅에 짚는다.

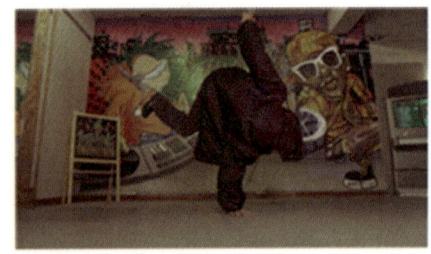

2. 점프하면서 다리를 뒤로 들어준다. 이때 다리 모양은 오른 다리를 접어주고 왼 다리는 펼쳐준다.

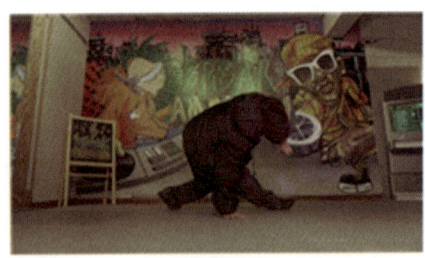

3. 공중에서 다리를 교차하면서 내려준다. 이때 오른손으로 땅을 밀면서 지탱한다.

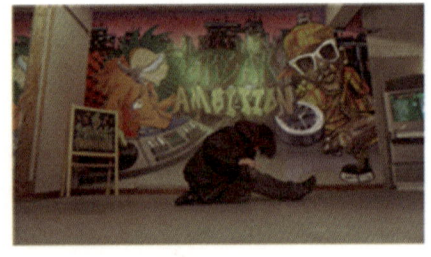

4. 오른손을 땅에서 떼고 오른 무릎과 몸을 뒤로 서서히 눕힌다.

Scissors shuffle drop

씨져스 셔플 드랍

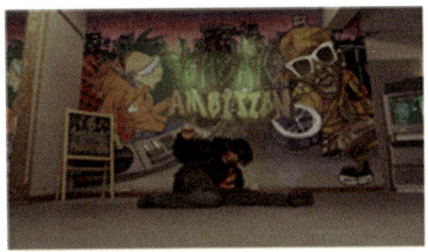

5. 다리를 교차하면서 왼쪽 엘보우를 바닥에 붙인다. 이때 다리 모양은 오른 다리는 몸의 뒤로 접고 왼 다리는 펼쳐 있다.

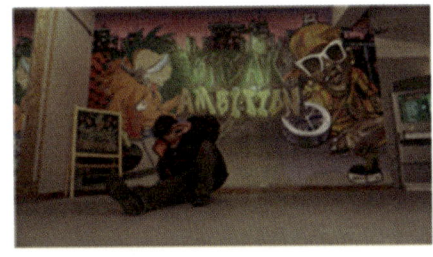

6. 몸을 일으켜 중심을 오른쪽으로 이동하면서 오른손으로 지탱한다. 이때 오른 다리는 펴주고 왼 다리는 무릎을 세워준다.

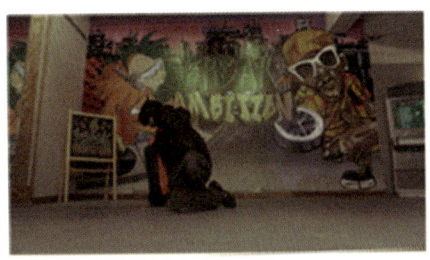

7. 오른 다리를 접으면서 식스 스텝 5번 자세를 만든다.

L
E
V
E
L

80

> 20살 때 전국청소년특별회의라는 게 만들어졌었어요.
> 각 지자체를 대표하는 청소년을 한두 명씩 뽑아서
> 청소년을 위한 법 조항에 대해 의견을 내는 모임이었어요.
> 그때 전국에서 50명 정도가 모였어요.
> 저는 대구시 대표이면서 청소년 예술인 대표로 참석했던 걸로 기억해요.
> 1년 동안 5~8번 가량의 전국회의가 개최되었고,
> 그 당시 저희의 의견이 반영되어
> 투표권이 한 살 어려졌던 걸로 기억해요.
> 예술인으로서 겪었던 가장 특별한 경험 중 하나였어요.
>
> -BEAST-

2000 to reverse halo

투틴 투 리버스 헤일로우

*QR코드를 스캔하시면 동영상이 재생됩니다

고급 1/5

역재생하는 느낌을 살려보자!

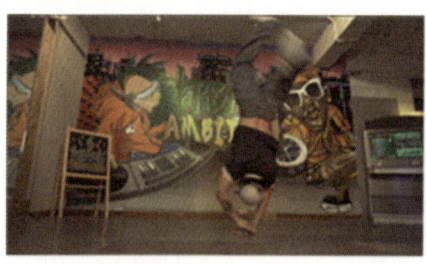

1. 2000을 한다. 그 후 몸의 중심을 오른쪽으로 이동한다.

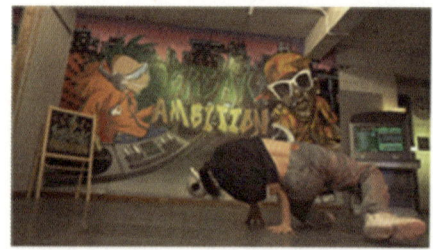

2. 오른손을 바닥에 내려 물구나무를 잡아주며, 그 후 몸을 바닥에 내려 프리즈를 잡아준다.

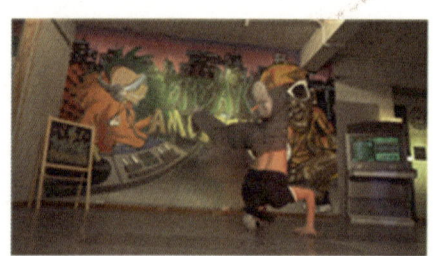

3. 양다리를 몸의 뒤쪽 방향 하늘로 올려 리버스 헤일로우를 한다.

Air flare to reverse halo

에어 플레어 투 리버스 헤일로우

*QR코드를 스캔하시면 동영상이 재생됩니다

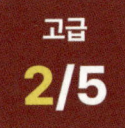

프리즈를 정확하게 잡고 머리를 끌어 주는 게 중요!

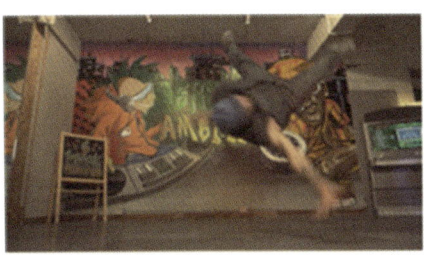

1. 에어 플레어를 한다. 그 후 몸의 중심을 왼팔로 이동한다.

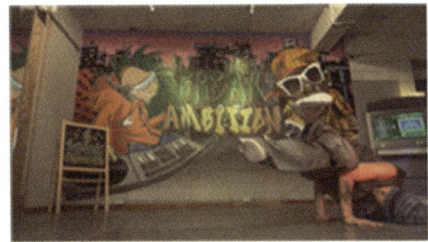

2. 두 손을 바닥에 내려 몸의 정면으로 다리를 교차하며 프리즈를 잡아준다.

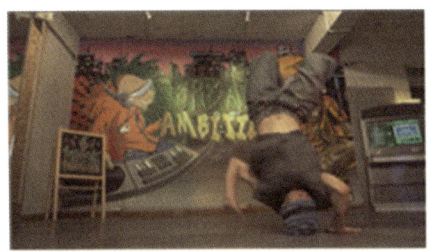

3. 양다리를 풀어 몸의 뒤쪽 하늘로 올려주며 리버스 헤일로우를 한다.

Hollow-back to pilot freeze

할로우-백 투 파일럿 프리즈

*QR코드를 스캔하시면 동영상이 재생됩니다

고급 3/5

접는 반동을 이용해서 파일럿 프리즈를 잡아보자!

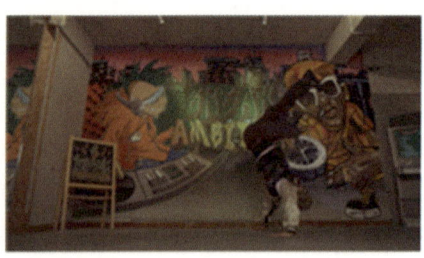

1. 할로우 백 프리즈를 만들어준다.

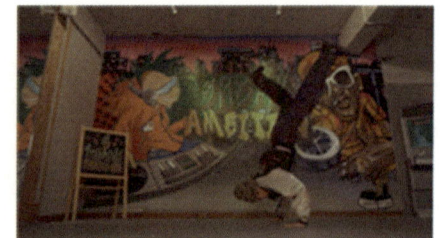

2. 양발을 하늘로 펼쳐준다. 이때 시선은 바닥을 바라본다.

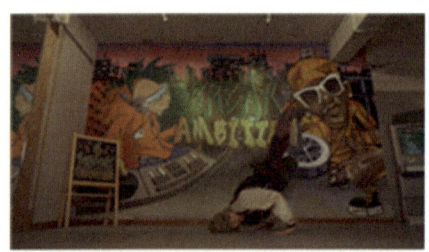

3. 오른 다리를 뒤로 접어주고 왼 다리를 하늘 45도 방향으로 곧게 펼쳐주며 오른쪽 옆구리를 오른팔에 올려준다. 동시에 오른쪽 머리를 바닥에 내려준다.

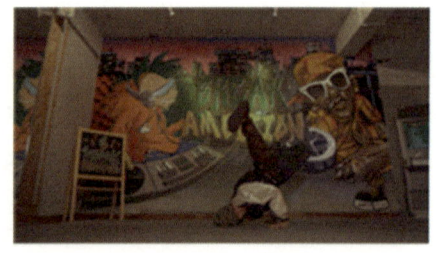

4. 왼 다리를 몸의 왼쪽으로 45도 펼쳐준다. 이때 몸도 함께 왼쪽으로 20도 돌려 파일럿 나이키 프리즈를 만들어준다.

Side crab cross step

사이드 크랩 크로스 스텝

*QR코드를 스캔하시면 동영상이 재생됩니다

고급
4/5

오늘 하체 운동은 너로 정했다!

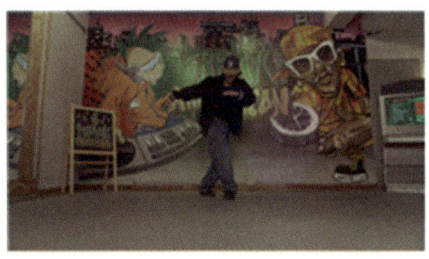

1. 점프하면서 오른 다리가 앞에 오도록 양다리를 교차해서 크로스 한다. 이때 상체 중심을 뒤로 기울인다.

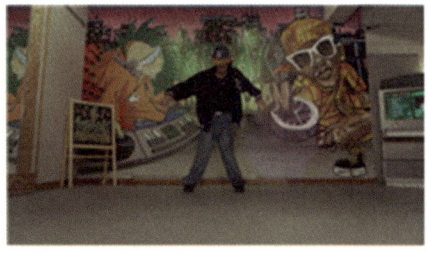

2. 양 무릎을 벌린다. 이때 발의 모양은 앞꿈치가 안쪽으로 오게 착지하고 상체 중심을 앞으로 기울인다.

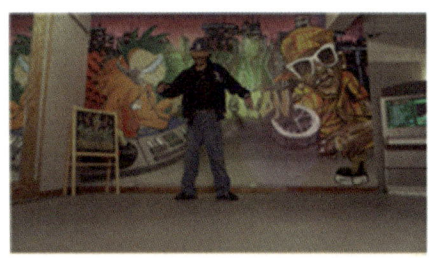

3. 왼발은 뒤꿈치, 오른발은 앞꿈치가 오른쪽으로 움직인다. 이때 상체 중심을 뒤로 기울인다.

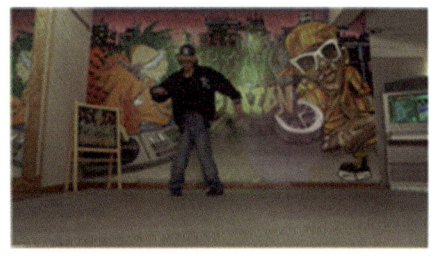

4. 왼발은 앞꿈치, 오른발은 뒤꿈치가 오른쪽으로 움직인다. 이때 상체 중심을 앞으로 기울인다.

Side crab cross step

사이드 크랩 크로스 스텝

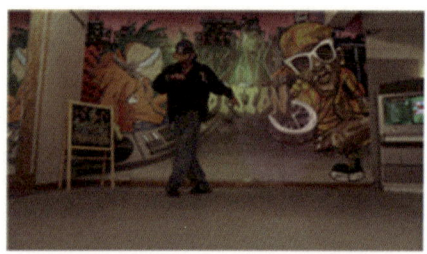

5. 점프하면서 왼 다리가 앞에 오게 양 다리를 교차해서 크로스 한다. 이때 상체의 중심은 뒤로 기울인다.

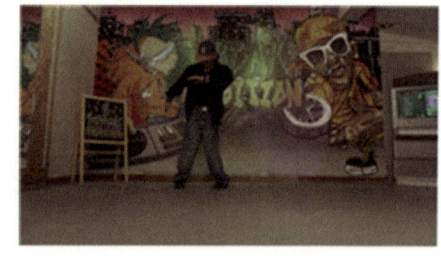

6. 양 무릎을 벌린다. 발의 모양은 앞꿈치가 안쪽으로 오게 착지한다. 상체 중심을 앞으로 기울인다.

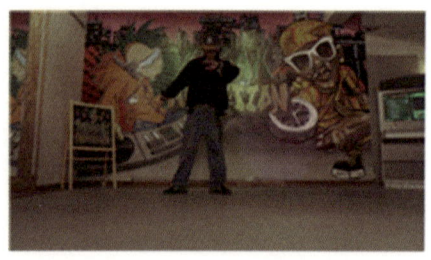

7. 왼발은 앞꿈치, 오른발은 뒤꿈치가 왼쪽으로 움직인다. 이때 상체 중심을 뒤로 기울인다.

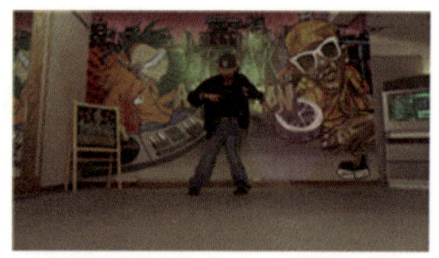

8. 왼발은 뒤꿈치, 오른발은 앞꿈치가 왼쪽으로 움직인다. 이때 상체 중심을 앞으로 기울인다.

Stamp spin

스탬프 스핀

*QR코드를 스캔하시면 동영상이 재생됩니다

고급 5/5

발 찍을 때 다리를 접는 것이 포인트!

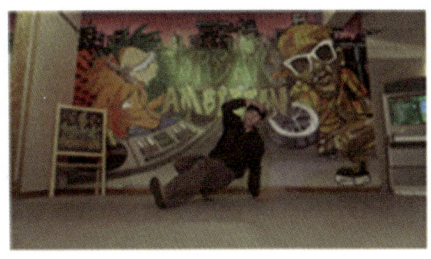

1. 식스 스텝 앞 자세에서 오른손을 떼고 왼손을 짚어주며 왼 다리를 3시 방향으로 펴준다.

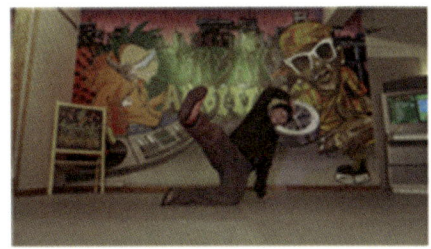

2. 왼 무릎을 바닥에 내리고 오른 다리를 50도 높이로 들어준다.

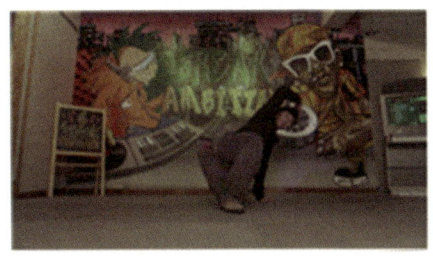

3. 오른발로 왼쪽 무릎 앞을 세게 내려찍고 왼 무릎을 댄 채로 왼발을 70도 높이로 들어준다.

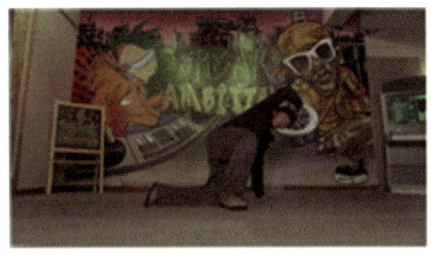

4. 왼발을 다시 내려서 바닥에 놓는다.

Stamp spin

스탬프 스핀

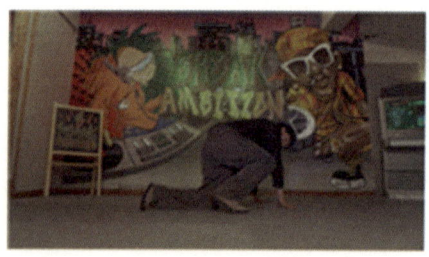

5. 오른 무릎을 왼쪽 방향으로 틀면서 오른손도 바닥을 짚어준다.

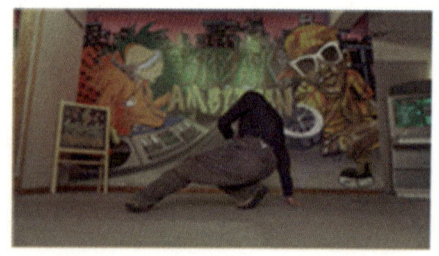

6. 왼손과 왼 무릎을 떼면서 왼쪽 방향으로 몸을 틀어준다.

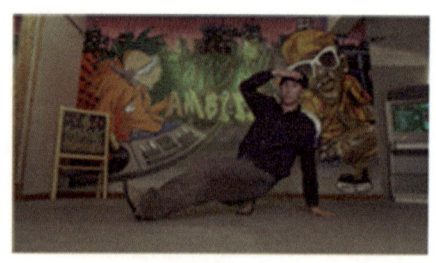

7. 오른손을 떼고 왼손을 몸의 왼쪽 바닥에 짚어준다.

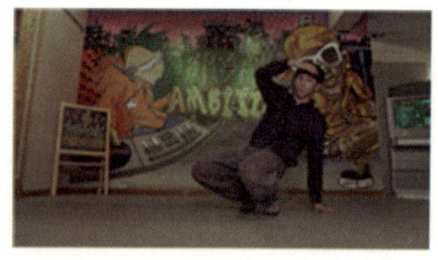

8. 왼발을 몸 쪽으로 짚어서 식스 스텝 세 번째 자세를 잡아준다.

! CLEAR !

움직임을 마무리하며

여기까지 함께해 주셔서 정말 감사합니다. 이 책이 여러분에게 작게나마 도움이 되길 진심으로 바랍니다.
몸을 직접 움직여 보면 한 번에 성공하는 동작도 있지만, 여러 번 도전해야 성공하는 동작도 있습니다.
한 번에 성공하면 기쁘지만, 그 기쁨은 금방 사라지기도 합니다.
그러나 여러 번의 도전 끝에 성공했을 때 느끼는 기쁨은 잔잔하게 오래오래 마음속에 남습니다.
그러니 어렵다고 포기하지 말고 스스로를 믿고 끝까지 도전해 보세요
지나온 시간의 자신을 돌아보면, 밝게 빛나는 '진짜 나'를 발견하게 될 것입니다.
〈이정석〉

'굳이?' 이런 책이 필요했을까요?
이런 가이드북이 없어도 브레이킹은 물론 할 수 있습니다. 하지만 저는 브레이킹을 하나의 퍼즐로 봅니다.
각 조각을 하나씩 따로 살펴보며 맞춰나갈 수도 있지만,
모든 조각을 한눈에 펼쳐 놓고 본다면 훨씬 수월하게 그림을 완성할 수 있겠죠.
이 책이 여러분의 머릿속에 흩어진 퍼즐 조각들을 정리하고,
브레이킹을 더 깊이 이해하는 데 도움이 되길 바랍니다.
〈전경배〉

당신의 춤이 널리 알려지기를 바라며
이 책은 브레이킹의 기본 요소로 이루어져 있지만,
그 요소를 바탕으로 각자의 정체성과 개성이 담긴 응용 동작을 제안합니다.
기본을 넘어 우리가 함께 쌓아온 춤을 공유함으로써 더 큰 의미와 가치를 만들어가고자 합니다.
이 기록이 누군가에게 잘 전달되어, 춤을 통해 긍정적인 영향을 미칠 수 있기를 바랍니다.
당신의 춤이 새로운 시작이 되길 응원합니다.
〈안상규〉

당신의 친구 같은 연습 메이트
처음 브레이킹을 시작했을 때 가장 힘들었던 것은
오늘 무엇을 연습해야 발전할 수 있을지 몰랐던 점이었습니다.
이 책이 브레이킹을 하는 댄서들에게 친구 같은 연습 메이트가 되어주길 바랍니다.
이 책과 함께 꾸준히 나아가며,
여러분도 멋지고 발전하는 댄서가 되기를 진심으로 응원합니다!
〈차경진〉

춤을 향한 첫걸음을 응원하며
글자를 처음 배울 땐 정해진 틀로 시작하지만, 점차 자신만의 글씨체로 철학과 메시지를 표현하듯,
춤도 처음엔 정해진 동작으로 배우지만, 성장하면서 자신만의 춤을 만들게 됩니다.
이 책이 춤을 쉽고 재미있게 접할 수 있는 기회가 되고,
춤을 시작하는 분들에게 좋은 지침서가 되길 바랍니다.
춤으로 자신만의 이야기를 만들어 보세요.
〈진채완〉

춤의 가능성을 함께 열어가며
예술을 책으로 담는 일은 도전이지만, 우리는 춤의 발전과 미래를 위해 이 책을 만들었습니다.
이 책은 우리가 옳다는 것을 주장하려는 것이 아닙니다. 여러분이 단 하나의 동작이라도 더 배우고,
춤을 더 즐겁고 행복하게 추길 바라는 마음에서 시작된 책입니다.
춤의 가능성을 함께 열어갈 바랍니다.
〈장지훈〉

꿈을 향한 당신의 길
삶에 '늦었다'라는 말은 없습니다.
지금 이 순간, 당신이 꿈꾸고 바라는 무언가가 있다면, 망설이지 말고 그곳을 향해 한 걸음 내딛어 보세요.
이 책은 누군가의 작은 한 걸음에서 시작되어, 수많은 노력과 열정을 담아 완성되었습니다.
그리고 이제, 당신의 여정에 용기를 더하고, 새로운 길을 만들어 갈 수 있도록 돕고자 합니다.
당신의 꿈을 진심으로 응원합니다.
〈조인후〉

브레이킹 댄스
마스터 북 ③

ⓒ 팀 브레이크 엠비션, 2025

초판 1쇄 발행 2025년 4월 7일

지은이	팀 브레이크 엠비션
펴낸이	이기봉
편집	팀 브레이크 엠비션
펴낸곳	도서출판 좋은땅
주소	서울특별시 마포구 양화로12길 26 지월드빌딩 (서교동 395-7)
전화	02)374-8616~7
팩스	02)374-8614
이메일	gworldbook@naver.com
홈페이지	www.g-world.co.kr

ISBN 979-11-388-4162-7 (04680)
ISBN 979-11-388-4159-7 (세트)

- 가격은 뒤표지에 있습니다.
- 이 책은 저작권법에 의하여 보호를 받는 저작물이므로 무단 전재와 복제를 금합니다.
- 파본은 구입하신 서점에서 교환해 드립니다.